におわない人の習慣

最新版 加齢臭読本

奈良巧

草思社

本書は『加齢臭読本』（２０１２年）に
最新情報を大幅に加筆したものです。

自分のニオイに
気づいていますか？

ワキをクンクンかぐことは、できます。
口臭をかぐのは、なかなか難しい。
ティッシュをたたんで、
舌の表面をこすってみて、
そのニオイをかいでみましょう。
うわ、こんなニオイがしていたんですね。

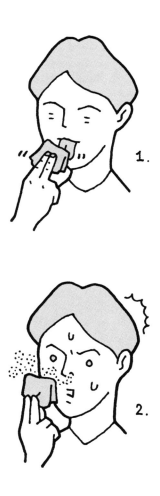

1.

2.

背中全体、耳の後ろ、頭、胸……。
体全体から立ち上《のぼ》ってくるような
ニオイは、どうでしょう。
脱いだばかりのシャツを
改めてかいでみるとわかります。
これがクサイようだと、問題かもしれません。

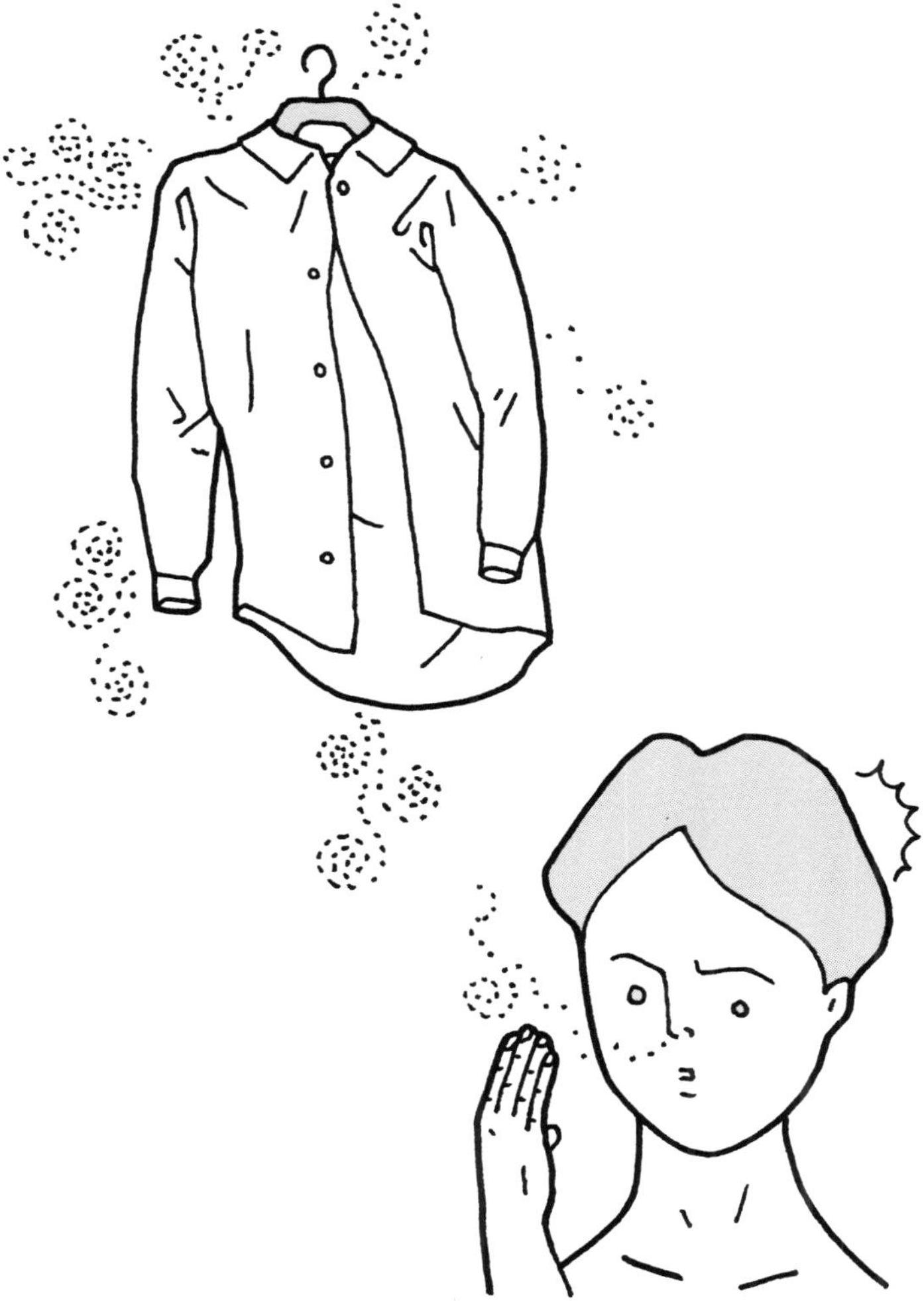

この本は、こうした加齢臭《かれいしゅう》を中心とした
体臭を克服するために書きました。
加齢臭は、体全体から立ち上ってきます。
人によっては、厳しい攻撃性を
もったニオイにもなります。
気づくことが、第一歩になります。

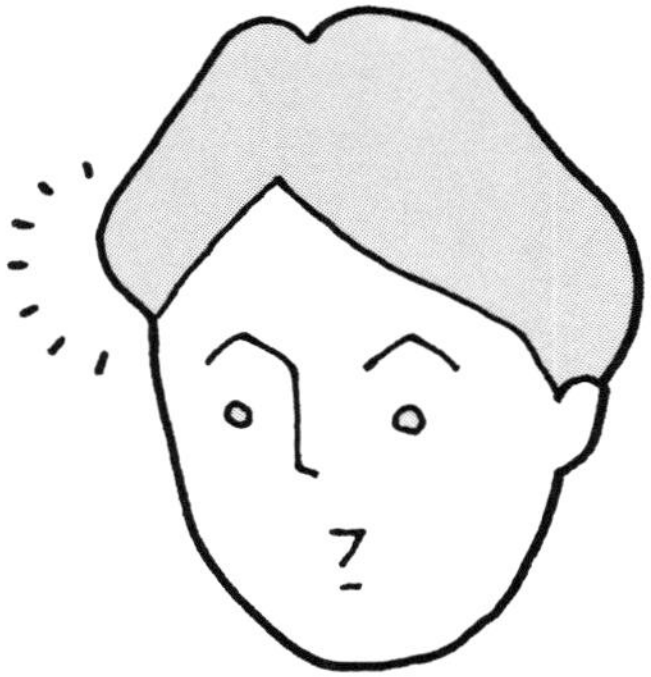

notice

&

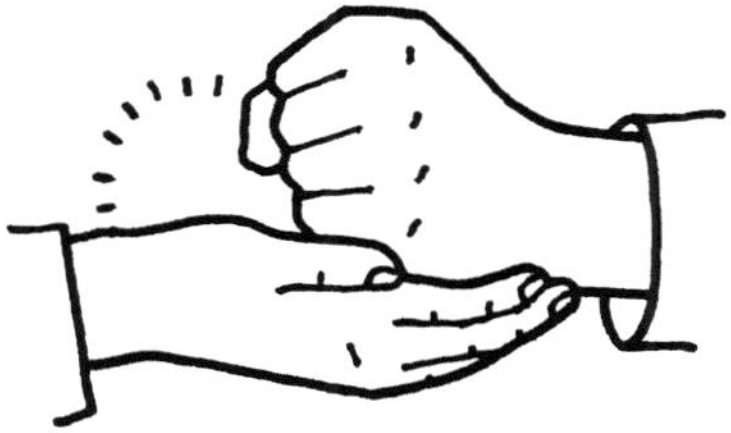

act

ところが、気づくだけではニオイは消えません。
ご主人のニオイに困っている
奥さんも、たくさんいます。
なぜなら、気がついても消えない
ニオイがあるからです。
ニオイの防ぎ方、発生したニオイの取り方。
それぞれ、ちょっとしたコツがあります。
がむしゃらにやっても、逆効果なこともあります。

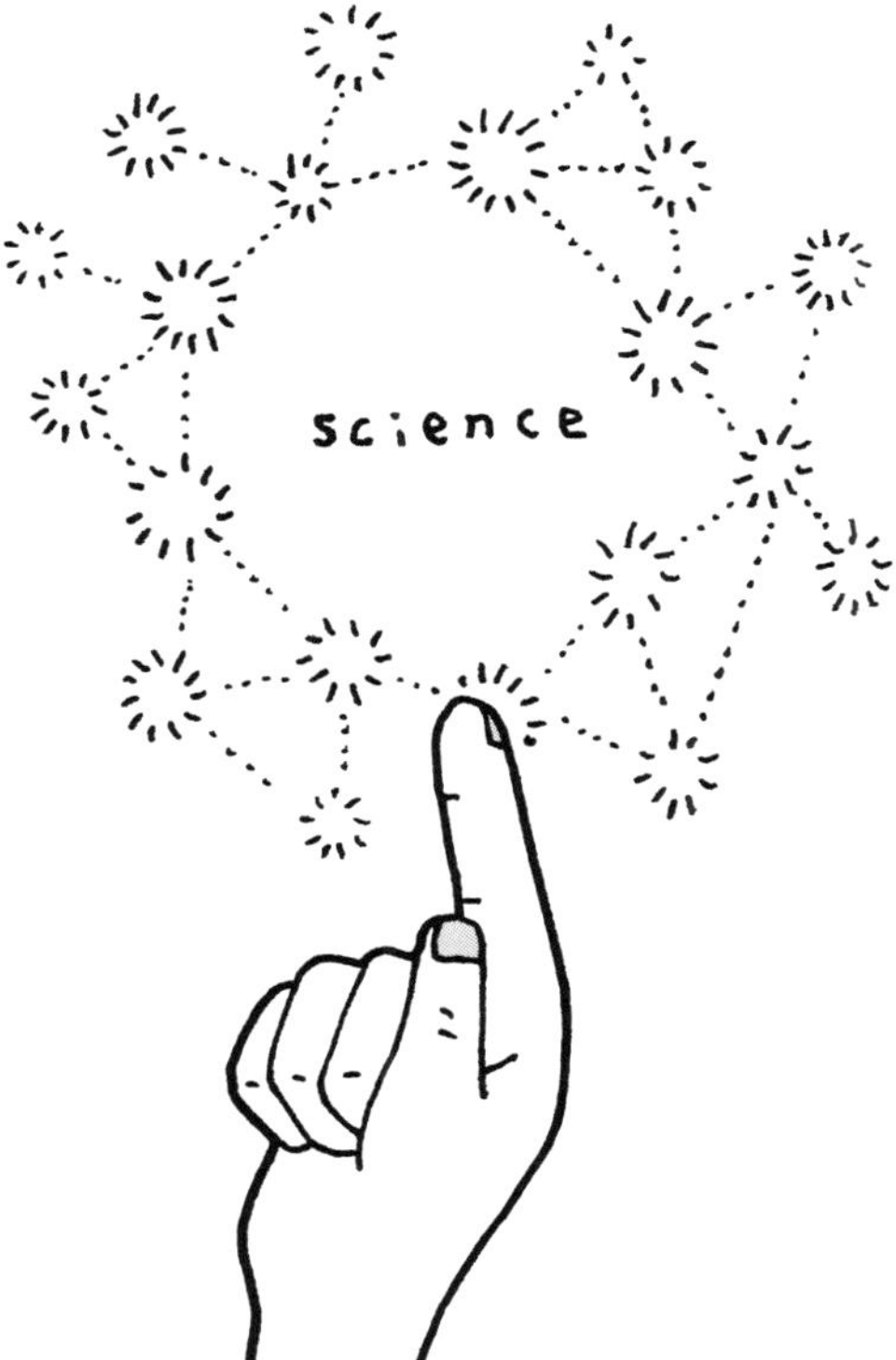
science

この本を読むことで、
消えないニオイを消す
さらなる一歩を
踏み出してください。

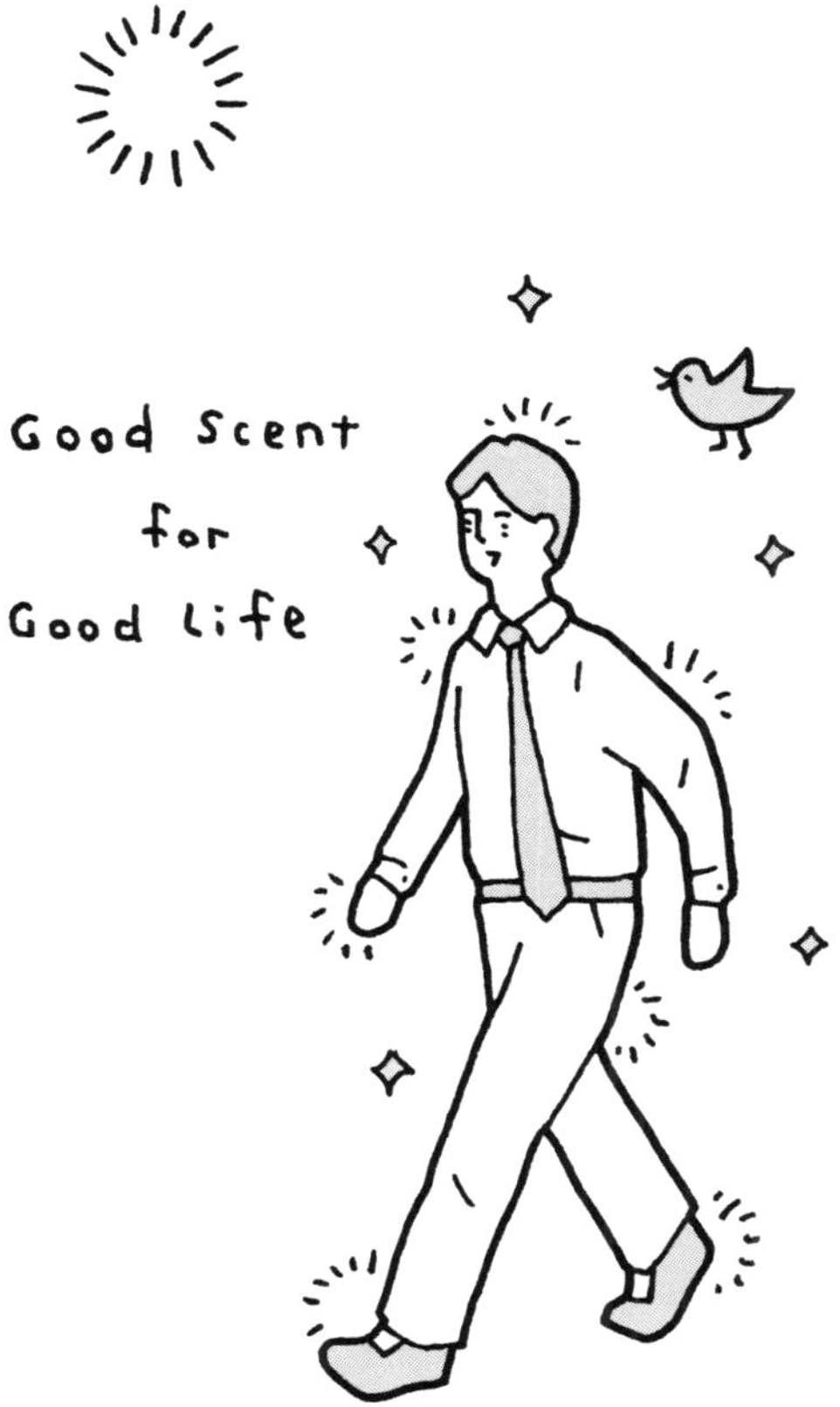
Good Scent
for
Good Life

※ まえがき　30代から始まる加齢臭との戦い

このようなこと、面と向かって言われたことはありますか。

「あなたアブラくさい」

「ひどいニオイがする」

言われた瞬間は、ショックです。これは、不幸なのでしょうか。

逆に、幸せかもしれません。

中学生のころからワキガが出て、「おじさんくさい」と言われはじめた筆者です。体臭というのには個人差があり、自分はくさいほうの人間だということは自覚しているはずでした。

大学生のときに、はじめて付き合った女の子からのクリスマスプレゼントは、アラミスという高級ブランドのセッケンでした。

当時の筆者は、ワキガくさい大学生だったわけです。鈍感な大学生は、セッケンにこめられた、わかりやすいはずのメッセージには気づくことができませんでした。だからこそ「くさい」という他人からの指摘は、本当にありがたい（しつこいようですが、言われた瞬間はショックです）。

そういう指摘があるからこそ、ニオイに対処することができるわけです。

そして、40歳を過ぎたあたりで〝独特の脂《あぶら》くささ〟つまり加齢臭《かれいしゅう》に気づきました。もちろん、風呂に入ったら体も髪もそれなりに洗って、対処はしていたつもりです。しかし、ニオイは消えていませんでした。

この本はこうした体臭を克服した経験を基本に書いています。

『加齢臭読本』という単行本を出したのは、2012年春のこと。資生堂が「ノネナール」という原因物質を特定し、「加齢臭」という言葉を作ってから10年以上が経過していました。

その時点ではまだ「頭部のニオイ対策」などについては、各メーカーの研究が進んでおらず、原稿を書くときも手さぐりだったことを覚えています。

『加齢臭読本』が出てから5年間で、大きな変化がいくつも起こりました。

２０１３年にマンダムが40代を中心とした男性の脂くさいニオイの原因成分を解明、後頭部や頭頂部と首筋から発生することを明らかにし「ミドル脂臭《ししゅう》」と名づけました。これが最大のできごとです（マンダムでは「加齢臭」と「ミドル脂臭」を異なるものとしていますが、本書ではこうした年齢によって発生する体臭を総称して「加齢臭」と呼んでいます）。

そして２０１７年春には資生堂が「コエンザイムQ10《キューテン》をとることで、体内から発生する加齢臭を減らすことができる」という発表をしました。

加齢臭の研究は「肌表面のケア」から始まり、「頭皮のケア」に拡大して、ついには「体内で発生する加齢臭の原因にサプリメントで対応する」というところまで進み、行くところまで行った感があります。

ここで一度整理をして、加齢臭の最新の対処法について、最初に書いた『加齢臭読本』を下敷きに、情報を大幅に追加し、実際にセッケンやシャンプーなどの新商品を使い、まとめたのが本書です。

『におわない人の習慣　最新版　加齢臭読本』というタイトルには、加齢臭を中心にした、体臭全般をいかにしてにおわないようにするのかを追求した本、という意味をこめました。

筆者は医師でもありませんし、研究者でもありません。しかし、雑誌記者・編集者として、いままでも世間にある情報を選び、ふるいにかけ、難しいものはなるべくわかりやすく紹介してきました。この本でも、加齢臭について、現在あるさまざまな知見を、わかりやすくまとめて、さまざまな商品を実際に試し、具体的にどうしたらいいのかを提案させていただきました。

子供のころの体臭は、かわいらしいものです。思春期を迎え、ワキガが出てきますが、これも程度によっては、異性をひきつける「フェロモン臭」といえます。**ところが、30代を過ぎるあたりから、体臭は「肉体の老化」「体の酸化」のあらわれとなります。**ごまかしようのない悪臭、と言ってもいいでしょう。働き盛りのビジネスマンにとって、体臭は「仕事のさまたげ」にもなりかねません。物心つくころまでに身についた習慣では、この悪臭をきちんと取り除くことはできません。

加齢臭はいってみれば「人体が劣化することで発生するニオイ」です。年齢を重ねることで出るニオイの対処は、年を重ねるごとに大変になっていきます。ただ、頑固なニオイであっても、いくつかの「鍵穴《かぎあな》」に「鍵」を差し込みさえすれば、キレイサッパリ消すことができます。

チェックしていただきたいのは、次のようなことです。

体を洗うセッケンを、正しく選択しているか。

体や頭皮の洗い方を、理解しているか。

正しい食習慣や生活習慣について知識があるか。

あなたは昨晩、家族の使っているセッケンやシャンプーを使って、漫然《まんぜん》と体を洗ったのではないですか。それではダメなのです。

そろそろ還暦を迎える筆者は、体の洗い方、頭の洗い方、洗ったあとの保湿など、体のケアがどんどん面倒になるのに辟易《へきえき》しています。とはいえ、ここを放置しておくと、老化はどんどん進み、ニオイはどんどん出てきます。

読者の皆さんも、くじける気持ちをなだめすかし、意思をもって自分のニオイに対処してください。

においない人の習慣　Contents

第2章 加齢臭が消える「セッケン」&「体と頭皮の洗い方」

point

第3章 加齢臭が消える「保湿習慣」と、「ワキ臭対策」

第4章 加齢臭が消える「食事習慣」&「サプリメント」

第5章 加齢臭が消える「洗剤」&「洗濯法」

第6章 「他人のニオイ」の対処法

※本書に掲載の加齢臭対策商品に関する価格等の情報、取材に応じてくださった方々の肩書は、2017年6月現在のものです。

第1章

「加齢臭&汗くささ」の基礎知識

point 1

「加齢臭」とは何か？

最初に「加齢臭《かれいしゅう》」の正体を明らかにしておきましょう。

「加齢臭」とは、人間が出す「皮脂《ひし》」が酸化することで発生します。脂《あぶら》っぽいニオイのことです。

皮脂は、高年齢だから多く分泌《ぶんぴつ》される、というわけではありません。「脂っぽいニオイ」は高齢者でなくても発生します。

また、男性だけでなく、女性でも「脂っぽいニオイ」は発生します。

この本は、「加齢臭」と呼ばれるものの正体を明らかにして、そのニオイが出ないようにする方策をまとめました。

年齢・性別にかかわらず、ニオイを抑えること、ニオイとサヨナラすることを目的にしました。

筆者は、中学生のころ、友人のH君に「ワキの下からおじさんのニオイがする」と言われていました。つまりはワキガだったのです（ワキガは加齢臭とは原因が違い、汗が菌によって分解されることで発生します）。

いま思うと、この「おじさんのニオイが」と言われたのが気づきのチャンスだったはずです。ところが、中学生の自分はもちろん自分のニオイについては無自覚でした。

10年以上たってから、このワキガに対して、専用の塗り薬をすすめてくれる人が現れました。勤務先の出版社で一緒に仕事をしていた、ライターのKさんです。

「ぼくも同じワキガなんですが、ナラさんもワキの下がにおいますから、これ、使ってみたらいいですよ」

と、薄《うす》い緑色をした、無香料のパウダースティック（塗り薬）を渡してくれました。

いまから思うと、さぞかしくさかったんでしょう。

Kさんに言われたときは、とくに驚きませんでしたし、怒ったりもしませんでした。

「あ、こういう商品があるのか」「申し訳ないなあ」「ありがたいなあ」という気持ちでした。

　それまでは、まったくワキガに対しては無防備で暮らしており、周囲の人にはさぞかし迷惑をかけたと思います。

　ちょっとくさいかな、と自分で思ったこともあります。

　でも、**きちんと風呂に入り、セッケンで体を洗っていれば大丈夫だと「誤解」していた**のです。

　逆に言えば、それ以上のことは何もしていませんでした。

　そこから一歩進んで、薬局で専用の塗り薬やスプレーなどを購入する、ということはまったく考えてもみませんでした。

　ところが、Kさんにもらったその薬を塗ってみると、驚くほど効き目があることがわかりました。

　こうなると、**もう薬局で買い物をすることは恥ずかしくありません。ニオイがするほうがはるかに恥ずかしい**ことだと気づいたからです。

　それからは、薬局でさまざまなワキガ対策の商品を購入して比較検討し、最終的には「銀イオンスプレー」という商品に行き着きました（164ページ）。

ところが、**40歳を過ぎたあたりから「脂っくさい変なニオイ」が、新たに発生しはじめた**のです。

ニオイに非常に敏感な家族は、

「枕から腐ったようなニオイがする」

「頭のてっぺんから脂っぽいニオイが立ち上《のぼ》ってくる」

と言います。

この、新たなニオイをどうするか。

律儀に風呂に入り、ゴシゴシと体を洗うことでは防げないのです。

まとめ

汗くささとは異なる「脂っくさい変なニオイ」、それが「加齢臭」だ。加齢臭は、きちんと入浴するだけでは防げない。

point 2

自分のニオイはなぜ自分では感じにくいのか？

自分がくさいかどうか、どうやって確認すればいいのでしょう。これは、簡単なようで結構難しいことです。たとえば、口臭なども「しっかり歯磨きしたばかりだし、たぶん大丈夫だろう」と思っていると

「あなた、口くさいよ」

と家族に怒られることが筆者はとても多いのです。

資生堂で加齢臭研究の中心となった、資生堂リサーチセンター主幹研究員（当時）の土師《はぜ》信一郎さんは、

「他人の家に入ったときには、まずニオイの違和感を感じますよね。自分の家のニ

オイなどには、人間は慣れてしまい感じなくなっているので、そうなります。自分の体についても同じで、**ニオイは慣れてしまい感じなくなるんです**」

と教えてくれました。

なるほど、自分のニオイには気づきにくくなっている。

筆者は脂性《あぶらしょう》なので、鼻の両脇《わき》から面白いほど脂が出てきます。

そこを人差し指の先で強くこすると、指先がしっとりするくらい脂が出てきます。

こうすると、そのニオイをかぐことができます。

ところが、ふだんは鼻の穴の両脇すぐにある脂のニオイは、ほとんど感じません。

これは資生堂の土師さんのおっしゃるとおりで、**つねに漂《ただよ》っている自分のニオイを、人間の脳が「消して」しまっている**わけです。

「自分のオナラがくさく感じない」という経験は誰でもあると思います。いや、くさくは感じるのですが、「このニオイ(自分のオナラ)は許せる」という感じ。これも、自分のニオイに対しての脳の働きと理解できます。

よく似た体験を、喫茶店のインタビューでしたことがあります。

インタビューしているときには、話をしている人の言うことしか頭に入ってきま

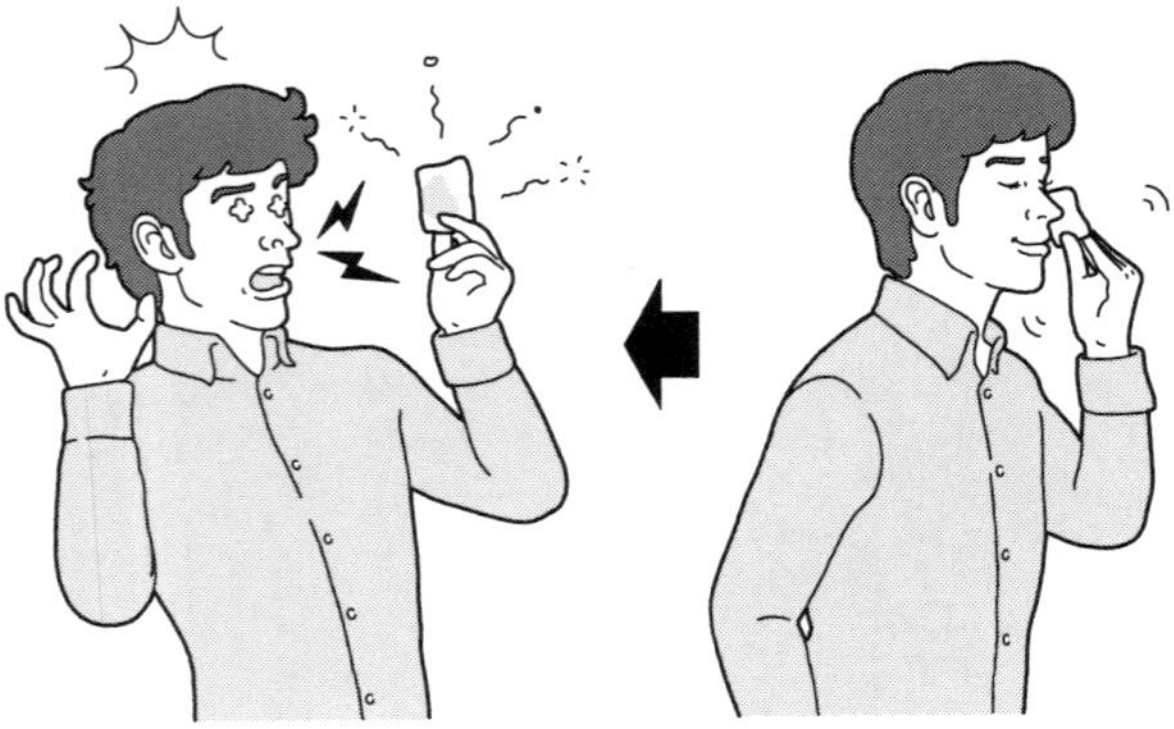

自分のニオイは何かに付着させると、よくわかる

せん。ところが、録音をしたインタビューを聞き返したときにとても驚きました。喫茶店内の食器の当たるカチャカチャした音や、BGMとしてかかっている音楽など、周囲の音がうるさくてうるさくて、何を喋《しゃべ》っているのかよくわからないくらいなのです。

つまりは、**音もニオイも、人間の脳のフィルターが消してしまっている情報は、一度別の形にしてみると、確認することができる**、ということです。

朝起きて、自分の口臭に気づくことは、あまりありません。ここで、ティッシュをたたんで、舌の表面をぬぐってみてください。そのティッシュからは、自分の口臭をかぐことができます。そういえば家族から「あなたの口から魚が腐ったようなニオイがするわ」と言われたことがあります。ここではじめてその言葉の意味を実感できました。「うわっ」と驚くこと間違いなしです。

ライオンのビューティーケア研究所で、30代の脂くささを研究している藤山昌彦さん（当時）は、「自分のニオイを知るには、脱いだシャツをかいでみてください」と教えてくれました。実際に、研究所で体の脂くささを調査するためには、特定のTシャツを着てもらい、それを分析するのです。

通常、シャツを着ている間は、まったくニオイを感じません。ところが脱いでみて、改めてニオイをかいではじめて、「あっ、くさい」とわかるわけです。

まとめ

自分のニオイに気づかないのは、脳がニオイをブロックしているから。自分のニオイは、何かに付着させればかぐことができる。

point 3

あなたのニオイを指摘してくれるパートナーはいるか？

自分のニオイを自分でかぐことができれば、いま行なっているニオイ除去対策が正しいかどうかがわかります。

逆に、ニオイがかげなければ、そのニオイを防ぐことはかなり難しくなります。

体臭で周囲に迷惑をかける人の中には「もともとニオイをかぐ能力の低い人」がいます。

自分がどうかを知るためには、目をつぶって、リンゴジュースとオレンジジュースを飲み比べてみてください。「あれ？　区別がつかない」というような人は、ニオイに対しての感度が低いと思っていいでしょう。

この実験、花粉症の人はよくわかると思います。筆者は、鼻が詰まってしまうとリンゴジュースとオレンジジュースの区別はつかなくなります。これは鼻をつまんでジュースを飲んでみると実感できます。

鼻が利《き》かなくなったら、他人に頼るしかありません。なんとかお願いして、**ニオイについて教えてくれるパートナーを探す必要があります。**

なかなかニオイについて質問するのは大変です。お好み焼きを食べたあとに、「歯に青のり付いてない？」と聞くことは、たいがいの人はできるので、その延長線上で、ニオイの相談をしてみるといいかもしれません。

いちばんいいのは、**家族や恋人、友人に相談してみる**ことです。ほかには、美容師さん、皮膚科医やマッサージの先生、行きつけの飲食店の人なども相談しやすいかもしれません。いずれも他人と接触することが多い、接客や対人関係のプロです。繊細だけれど、ずけずけと物の言えるキャラクターを探すことです。オカマバーのマスターのような「あんたちょっと。ワキくさいわよー」とささっと言ってくれる人が適任かもしれません。

最初のひとことは、「さっき中華食べてきたんだけど、ニンニクくさくないですかね？」あたりから始めてみましょう。そこで、「えっ？　ちょっとよくわからないけど、ハーしてみて」と返ってくるような人は「アタリ」です。

こういう人は貴重なので、ときどき「鼻毛出てませんかね？」とか軽い質問をして、「突っ込んだ相談をしても大丈夫だ」という関係を築いていきましょう。

突っ込んだ相談を交わせる人間関係があれば、「クサイですか？」と聞いて「いや、感じないけどなあ」と返事が来たときに、「いや、ちょっと、ほんとはクサイんじゃないですか？」と突っ込んで、「あっ、ワキがツンとするねぇ」と返事が来る。そんな会話ができるかもしれません。

インターネットで探してみると、体臭専門の相談をしてくれるお医者さんもいらっしゃるようです。こういう「体臭のプロ」に頼ることができれば、自分が本当にくさいのかどうか、ということを客観的に知ることができます。

逆に、「オレってクサイかなあ」と相談された場合はどうすればいいでしょうか。とくに避けたいのは、「いやあ、ぜんぜんくさくないですよ」とウソを言うことです。

ポイントは「くさい」か「くさくない」かという二択で考えないことです。

人間の体からはさまざまなニオイがしてきます。それをできるだけ的確に表現しましょう。

「最近は暑い日が多いから、誰でも汗っぽいニオイがするけど、そんな感じ」

「汗くさい、すっぱいニオイがすることはないけど、脂っぽい、グリスのようなポマードのようなニオイがすこししますね。とくに頭と首からです」

こういう感じの微細なアドバイスができれば、相手を傷つけることなく、ニオイの状況を伝えられます。ある意味「ニオイのソムリエ」的な表現です。

ただし、ニオイに敏感な人でも、自分のニオイの確認に関しては、他人に頼るのがいちばんです。前項で述べたように、脳が自分のニオイはブロックして、感じにくくしてしまうからです。家族同士、恋人同士、友人同士で、お互いのニオイを積極的にチェックし合う、そんな関係がつくれれば最強です。

まとめ

「自分って、クサイですかね？」と気軽に聞ける〝ニオイのパートナー〟がいることが、ニオイ対策の第一歩。

point 4

皮脂の分泌量のピークはじつは30代

ところで「加齢臭」は、何歳くらいから発生するのでしょうか。

50歳？　60歳？

いいえ、違います。

「加齢臭の元となる皮脂の分泌量は、30代がピークなんです」

こう教えてくれたのは、ライオン研究所の藤山昌彦さん（当時）です。

藤山さんがノートパソコンを見ながら、研究資料の中から、皮脂の分泌量のデータを特別に教えてくれました。

1分間に、皮膚1センチ×1センチの範囲で、どのくらいの皮脂が出るかのデータを見てみましょう（単位は1000分の1グラム）。

・10代＝2・5
・20代＝5
・30代＝7・5～8
・40代＝6～7・5
・50代＝6

「脂っぽいニオイ」、つまり加齢臭の元になる皮脂は、30代で最大となります。

さらに藤山さんはこう言います。

「ライオンでは商品には『加齢臭』という言葉は使っていません。30代のオトコのニオイというような言い方です」

確かに、筆者が風呂に置いているライオン「PRO《プロ》　TEC《テク》　薬用デオドラントソープ」には
「ニオイの原因菌 殺菌 長時間ニオワない」

と書いてあり、「加齢臭」という言葉はありません。

なぜなら、ライオンが作っているのは、30代の男性向けの商品なので、「加齢」

という言葉を使いたくない、という理由があるからです。また、「加齢臭」という言葉の書いてある商品は、なかなか消費者が買いにくい、という事情もあるようです。

もともと「加齢臭」という言葉は、資生堂が1999年に「高齢者特有のニオイの元」を発見したさいに、命名されたものです。

資生堂の突き止めたニオイの元は、「ノネナール」という酸化物質です。

ちょっと難しい話ですが、これは脂肪酸と過酸化脂質が反応してできます。過酸化脂質とは、脂分が酸素と結びつくことで酸化して、変質したものです。

酸素は、たとえば鉄と結びついて赤茶色の「さび」などを発生させます。

過酸化脂質は、いわば脂がさびているような状態だと思ってもらえればいいでしょう（色が茶色になったりはしませんが）。

肌の表面に出てきた脂は、さほどくさくはありません。

しかし、脂は、汗や古くなった皮膚と混ざります。これは時間がたつと、酸素などによって酸化して変質します。

また、脂の混ざった汗や皮膚のカスは、菌や微生物により分解され、ニオイを発しはじめます。

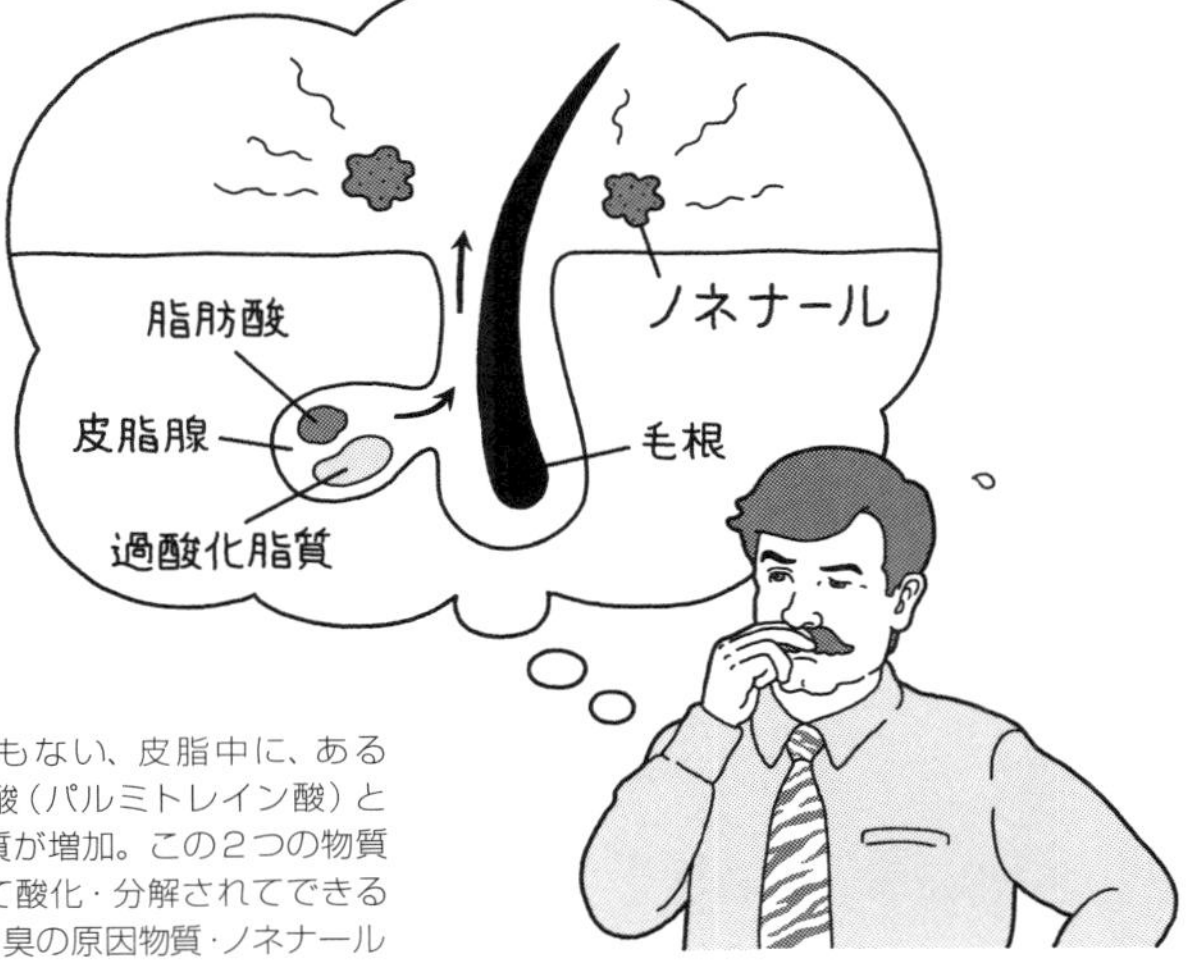

加齢にともない、皮脂中に、ある種の脂肪酸（パルミトレイン酸）と過酸化脂質が増加。この２つの物質が反応して酸化・分解されてできるのが、加齢臭の原因物質・ノネナール

こういった状況は、年齢によって異なります。若いうちは新陳代《しんちんたい》謝《しゃ》が活発に行なわれるので、汗の量は多く、皮膚のカスの量も多いようです。年を重ねると、汗や皮膚のカスの量は少なくなりますが、脂の成分が変化するようなのです。こうして、年齢により発するニオイは変化します。

若いうちの脂くささは、攻撃的なムッとする感じ。年齢を重ねてからの脂くささは、攻撃的でいて、その中に何か枯れたような、ひなびたような古くさい感じもします。

本書の担当編集のSさんは「電

車内などで40代以降の男性に接近したときに、脂くささというよりも『思わず息を止めたくなるような独特のきつーい異臭』を感じることがしばしばあります。明らかに汗くささとは異なるニオイですよ」と訴えます。

このニオイの違いは、年齢によって違うので、「加齢臭」は「年齢臭」と言い換えることもできます。

「ノネナール」は、資生堂の調査によれば、40代以上で発生します。

ライオンが突き止めた「30代男性の脂っぽいニオイ」の原因となっているのは「ペラルゴン酸」という脂肪酸の一種です。この成分も「ノネナール」と同様に、皮脂が酸化したことで発生しています。

また30~40代の男性に関しては、2013年にはマンダムが「ミドル脂臭《ししゅう》」という言葉で「中年男性特有の脂っぽい汗のニオイ」の原因を「ジアセチル」という成分だと明らかにしました（51ページ）。

元となる皮脂の分泌量も、皮脂の成分も年齢によって異なる。ニオイもそれにつれて変わっていくのです。

まとめ

加齢臭の原因物質は、30代と40代以降では違う。「脂くささ」の特徴も、年齢によって変わってくる。

point 5

10〜20代は「ツン」としたニオイ、30代以降は「脂っぽい」ニオイ

もうすこし、年齢による体臭の違いに注目してみましょう。

皮脂の分泌量が少ない10〜20代の体臭は「ツン」としたものです。

若いころは、脂がそれほど分泌されない代わりに、皮膚自体の新陳代謝が激しいのが特徴です。この新陳代謝で出てきた角質は、つまりアカです。

さらに発汗が多いのも特徴です。アカと汗が菌や微生物によって分解されると、「ツン」とした異臭が出ます。若いころの体臭はこの「ツン」が特徴です。汗くささが、時間がたって、よりニオイが強くなった状態といえるでしょう。

皮膚の新陳代謝は、年齢が進むに従ってだんだんと少なくなります。なので、こ

の「ツン」としたニオイも、年齢が進むに従ってだんだんと減少します。

逆に、年齢とともに増えるのが「加齢臭」なのです。

加齢臭の場合は、「ペラルゴン酸」（30代）→「ジアセチル」（30〜40代）→「ノネナール」（40代〜）の順番で、原因物質が変化します。ただ、皮脂の酸化が主原因であることは変わりません。

じつは、足のニオイは、年齢にかかわらず「ツン」としたものです。なぜなら、足首から先の部分からは、年齢にかかわらずほとんど皮脂が分泌されないからです。新陳代謝で出てくる古くなった角質と汗が分解されることで、ニオイが発生します。若いうちは全身からこの「足のニオイ」に似たニオイがしてくるわけです（体を洗っていなければ、ですが）。

じつは、この若い人のニオイは、原因である角質を風呂に入ってきちんと洗浄し、さらにセッケンを使い菌や微生物を殺菌することで容易に抑えることができます。風呂上がりにスプレー（163ページ）を使うことで、その状態は持続させることができます。

若い人のニオイはシンプルな原因で、強いストレートなもの。

年齢を重ねるに従って、ニオイの原因もニオイ自体も変化してきて、解決方法もシンプルではなくなっていくのです。

まとめ

若い人の「汗くささ」は、角質と汗が菌で分解されることが原因。30代以降の「脂くささ」は皮脂の酸化が原因。

point 6

加齢臭よりも脂くさい「ミドル脂臭」とは何か？

マンダムという会社があります。

もともとは金鶴《きんつる》香水という会社で、１９２７年創業。

１９３３年に「丹頂《たんちょう》チック」という男性向けの整髪料を出し、昭和の大ヒット商品になりました。

１９７０年には男性向け「マンダムシリーズ」にチャールズ・ブロンソンを起用。翌年から社名がマンダムになっています。

もともとは香水を売っていたので、女性用などにも進出していますが、一貫して男性向け整髪料や、デオドラント商品を出し続けている会社です。

注目したいのは「ルシード」という無香料商品のブランド。「ミドル男性のためのメンズグルーミングブランド」という位置づけです。

マンダムでは、日本人男性の体臭の基盤研究を２００４年から10年以上続けており、２００８年にミドル男性特有の体臭の原因となる成分を突き止めました。さらに、その後2年間で、その成分の代謝を抑制する方法を解明したのです。

満を持して、中年男性の体臭について「ミドル脂臭《ししゅう》」解明を発表したのは２０１３年11月18日のこと。翌年の２０１４年2月24日には、ミドル脂臭対策商品「ルシード　デオドラントシリーズ」が発売になりました。

さて、「中年男性特有の脂っぽい汗のニオイ」ミドル脂臭とは何でしょう。

ヒトの汗腺《かんせん》には2種類あります。

ニオイの強い汗を出す「アポクリン腺《せん》」と、ほとんど香りのない汗を出す「エクリン腺」です。

一見問題のなさそうな「エクリン腺」ですが、ここから出る汗に含まれる「乳《にゅう》酸《さん》」がミドル脂臭の原因のひとつです。

マンダムの説明です。

①乳酸は、皮膚の表面で、細菌によって分解される。
②そうすると「ジアセチル」という有機化合物が発生。
③このジアセチルと、細菌によって皮脂が代謝されることで発生する中鎖脂肪酸《ちゅうさしぼうさん》が混ざり合って、独特な脂くささが発生する。

これをマンダムでは「ミドル脂臭」と呼んでいます。

ジアセチルが生み出すミドル脂臭は、ノネナールによる加齢臭よりも強い、ムッとするような脂くさいニオイです。

発生年齢も、加齢臭の原因であるノネナールより10歳くらい若くなっています。マンダムでは35～45歳がピーク、と言っています。

よく、電車の中で「誰だ、こんなニオイの整髪料をつけているのは」と思うことはありませんか。これは整髪料のニオイではなく、ミドル脂臭と酸化した整髪料が混ざったニオイのようです。

もちろん、ヒトの体臭はミドル脂臭だけとは限りません。

「40代はもっとも体臭が発生しやすい時期」「まさに『ニオイの三重苦』です」とマンダムでは言っています。

「ニオイの三重苦」とは何でしょうか。
①ワキのニオイを中心とした汗臭
②ミドル脂臭
③加齢臭
だそうです。

40代はこの3つのニオイが重なる時期なので、とくにきちんとした対応が必要です。マンダムの製品は、加齢臭・ミドル脂臭・ワキの汗臭に対応しています。

これが何より心強いのです。

まとめ

35〜45歳は、加齢臭より脂くさい「ミドル脂臭」に要注意。

point 7 人間の出すニオイは7種類ある

「自分の体臭が変化したと実感するのは、20代では3割くらいです」

ライオンの藤山さんは語ります。

「ところが50代になると、6割以上の人が〝体臭の変化〟を実感します」

これは、枕カバーなどが脂くさくなることで気づく人が多いそうです。

「当社調査ではニオイの気になる部分は1位がワキ、2位が首や胸となっています」

これは、ライオンが体臭対策の商品を開発するにあたって取ったデータのようです。確かに市販されている体臭対策のスプレーは「ワキ」に向けた商品がとても多いのです。

さて、人間のニオイを細かく分類すると、どれだけの種類があるのでしょうか。

藤山さんが教えてくれました。

答えは7種類、だそうです。

これは覚えておいてください。**他人に体臭についての相談をされたときなど、こういった表現を知っていると、ニオイの詳細を語ることができます。また、自分のニオイを他人に指摘してもらうときも同様です。**

ニオイは一体となって鼻腔《びこう》に入ってきますが、受け取る側に分類するための情報がないと、分析できません。まとまって入ってきたニオイを、以下の言葉を頼りにすると、分析できるでしょう。

①スパイシーなクミンのようなニオイ
②すっぱいニオイ
③脂っぽいニオイ
④生ぐさいニオイ
⑤ホコリっぽいニオイ
⑥湿っぽいニオイ
⑦その他のニオイ

クミンは、カレーに入れるスパイスです。カレー特有のニオイの源で、ツンとした芳香《ほうこう》があります。これが体臭となると、一種独特な、攻撃力の高い異臭にたとえられています。

ワキの下のニオイを分析すると、いくつかの要因が複合しています。

「①＋②＋③。つまり、スパイシーなクミン臭と、すっぱいニオイと、脂っぽいニオイが混ざって、ワキの下のニオイになります」（藤山さん）

想像すると、なるほどなと思える分析です。

「ツン」と来ながら「スッパくさく」、しかも「じんわりと脂くさい」。

ところが、加齢臭は違います。

「加齢臭、とくに30代のものは③のみ、ニオイの性質自体は単純に脂っぽいだけなんです」（藤山さん）

「単純に脂っぽい」とはいいますが、だからといって弱いというわけではありません。

ライオンでは「**古くなった食用油のようなムッとするニオイ**」と、30代のニオイの特徴を記述しています。マンダムでは30〜40代のミドル脂臭を「**古い油のようなニオイ**」と言っています。資生堂では40代以降の加齢臭を「**脂くさくて青くさい**

ニオイ」「古いポマードのようなニオイ」と言っています。攻撃力は強く、このニオイは持続します。年齢を重ねても衰えることなく、しぶとくにおってくるのです。

まとめ

30代から始まる加齢臭は「脂っぽい」。40代からの加齢臭は「古い油のようなニオイ」から「ポマード臭」へ変化。

第2章

加齢臭が消える「セッケン」&「体と頭皮の洗い方」

point 8

「耳の後ろ」は本当にクサイのか？

「加齢臭は、耳の後ろがくさくなる」

という言葉を聞いたことがあります。果たして本当なのでしょうか。根拠のない「都市伝説」のようなものなのではないか、そんな疑問も浮かんできます。

そこで、ライオンの藤山さんに聞いてみました。

「都市伝説ではないですよ。耳の後ろがにおう、というのは理由があるんです」

意外な返事でした。

人間の体の中で「皮脂の分泌量の多い場所」は限られているそうです。

左ページのイラストのような場所から皮脂は多く分泌されるので、当然、その皮脂を放置しておくと加齢臭が出てくるというわけです。

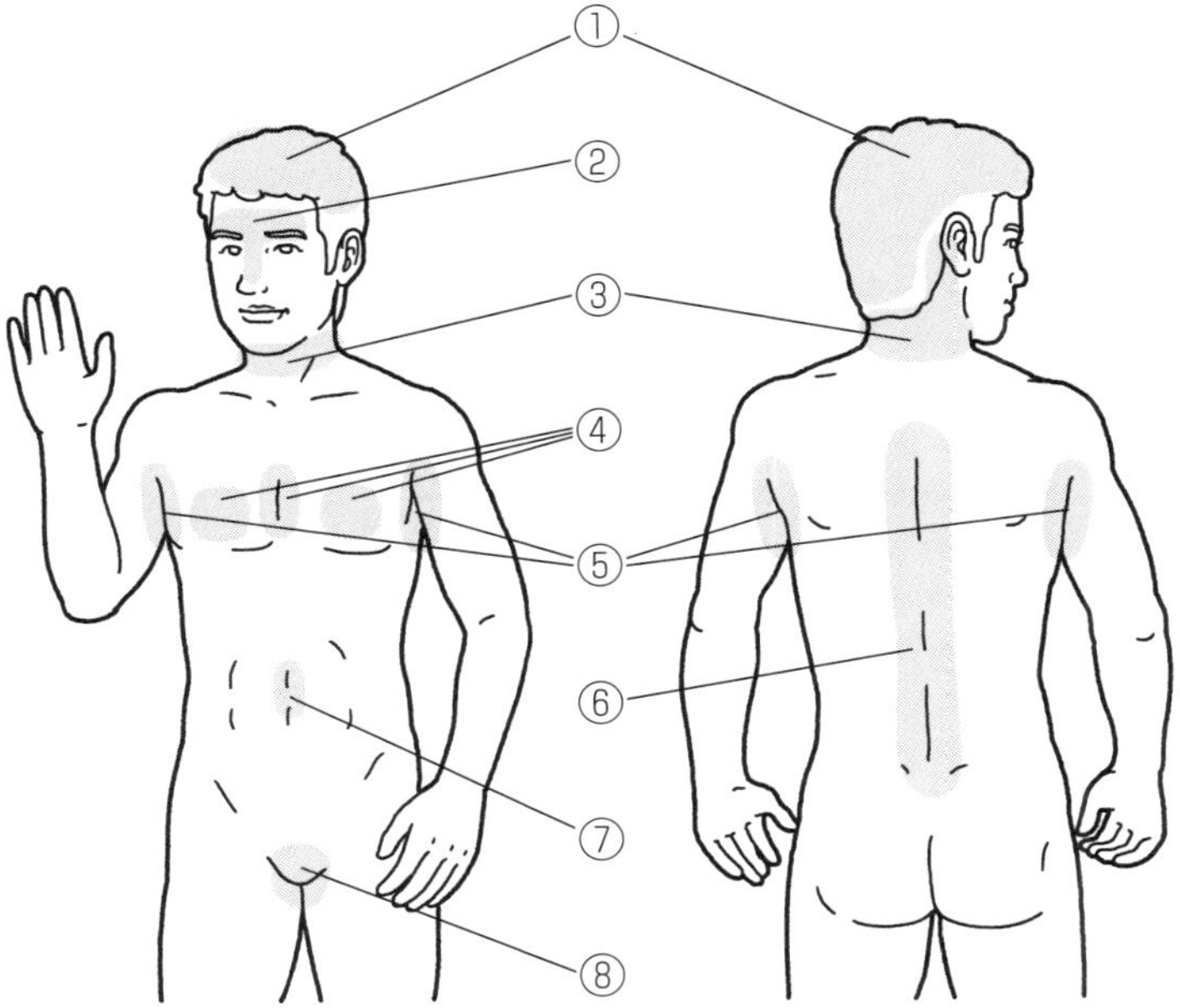

皮脂の分泌量の多い場所

①頭皮
②ひたいから鼻にかけてのいわゆる「Tゾーン」
③耳の後ろから首全体にかけて
④両胸、および胸の中心部
⑤両脇
⑥背中の中心部（肩甲骨《けんこうこつ》に挟まれた、背骨に沿った縦の部分）
⑦へそとその周囲
⑧陰部

「耳の後ろは、皮脂が出やすいわりには、洗い忘れやすい場所です。しかも、他人の鼻の位置に近いので、ニオイが認識されやすいですね。そういう条件がそろったので、においやすい、と言われるのでしょう」（藤山さん）

ライオンの研究所では、完璧に洗濯をしたシャツを寝る前に被験者に着てもらい、朝起きて、活動してからそのシャツについたニオイを採取して分析しています。

「シャツの範囲でもっとも脂っぽいニオイが多かったのは、胸の中心部、胸骨のあたりでした」

と、藤山さんは教えてくれました。

ライオンの調査で、ニオイでもっとも気になるのはワキとありましたが（53ページ）、加齢臭の原因となる皮脂の分泌に限って言うなら、事情が違うようです。

まとめ

皮脂の発生しやすい「8つのゾーン」を意識して体を洗おう。

point 9

髪の毛を洗っちゃダメ。頭皮を洗う

「ミドル脂臭《ししゅう》」で対処が必要な場所を、マンダムでは「後頭部・首の後ろ」と限定して、啓蒙活動を行なっています。

「当社では、研究員が鼻を使いニオイを発する部位を直接かぐことで、ミドル脂臭の発生している場所を特定しました」

と語るのはマンダムの広報・下川麻友《しもかわまゆ》さんです。

下川さんの言うとおりの写真が、マンダムの資料にありました。

「におい研究員」が実際に人間のニオイを「くんくん」とかぐことで、臭気の判定をしている写真です。

「うわあ、ホントにやってるんだ」と納得のいくものです。

ニオイの研究では、人間の感覚を使った「官能評価」がとても大切です。ガスクロマトグラフなど計測機の分析では、微量だと思われた物質が、官能評価によって、量が少ないのに予想以上に強いニオイを出していることがわかるからです。

この官能評価、つまりは徹底したニオイかぎ評価により「後頭部や首の後ろからミドル脂臭は出ている」ということが明らかになりました。

さて、ミドル脂臭にどう対処すればいいのか。

マンダムの官能評価の様子

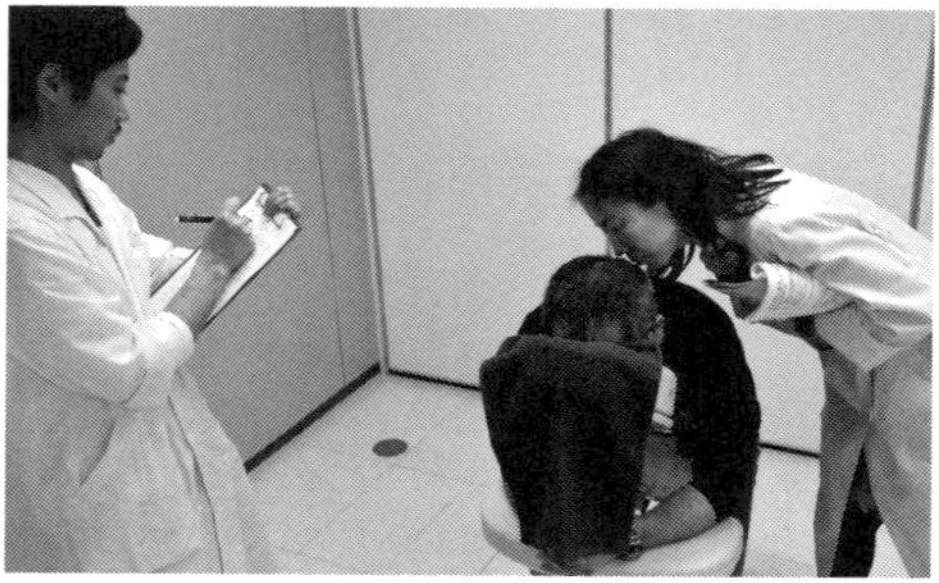

におい研究員が実際に人間のニオイをかいで臭気判定をしている

下川さんは、ひとことで言い切りました。

「頭皮を後頭部まで2度洗いする」これが極意です。

マンダムの開発担当者は、銭湯に出向きました。ミドル脂臭の元凶である後頭部と首筋を、世間の男性がどのように洗っているのかを見るためです。

「ほとんどの人が、洗い方がとても簡単だったそうです」

下川さんは、悲しそうな顔で教えてくれました。

「頭のてっぺんにシャンプーをつけて、ざっと泡立てたら、すぐにシャワーをかけて、１分程度で終了。後頭部などはほとんど洗っていない。こういう人があまりにも多かったので、開発担当は驚いていました」

こんな洗い方では、ミドル脂臭はにおい放題です。

「あと、ちょっとなんです。後頭部まで手を回すかどうか。それができていない男性が本当に多いんです」

と、下川さんは嘆きます。では、どうするのが正しいのでしょうか。

「髪の毛ではなく、頭皮を洗うという感覚が必要です」

下川さんの指示は具体的です。

「ミドル脂臭の発生源となる、後頭部の頭皮をしっかりと指の腹でマッサージするようにして、2度洗いをしてください」

確かに頭を洗うというときには、「髪を洗う」という意識があっても、「頭皮を洗う」という意識がない人が多いようです。

①後頭部をしっかり意識しながら、頭皮を洗う。
②ミドル脂臭対応シャンプーを使い、2度洗いする。

慣れてしまえば簡単なことですが、これを習慣化しないと、ミドル脂臭は防ぐことはできません。

ちょっと自慢したいのですが、筆者はマンダムに取材をする前から、頭の2度洗いは実践していました。じつは頭皮は、体の中でもっとも皮脂の分泌の多い場所なので、きちんと洗いたかったのです。

自分なりに「きちんと洗う」というのを突き詰めた結果、ふたつのことを実践しています。

①2度洗いする

②頭皮用のブラシを使って洗う

筆者は頭皮用のブラシに関しては、花王の「サクセス 頭皮洗浄ブラシ やわらかめ」を愛用しています。

ミドル脂臭の落とし方、以下の順番でどんどん明確になっていきます。

①頭をちゃんと洗いましょう
②後頭部をしっかり洗いましょう
③後頭部の頭皮をきちんと洗いましょう
④後頭部の頭皮を2度洗いしましょう
⑤後頭部の頭皮を、ブラシを使って2度洗いしましょう（↑いま、ここです）

「ちゃんと」「きちんと」「しっかり」という

筆者が長年愛用している頭皮洗浄用ブラシ

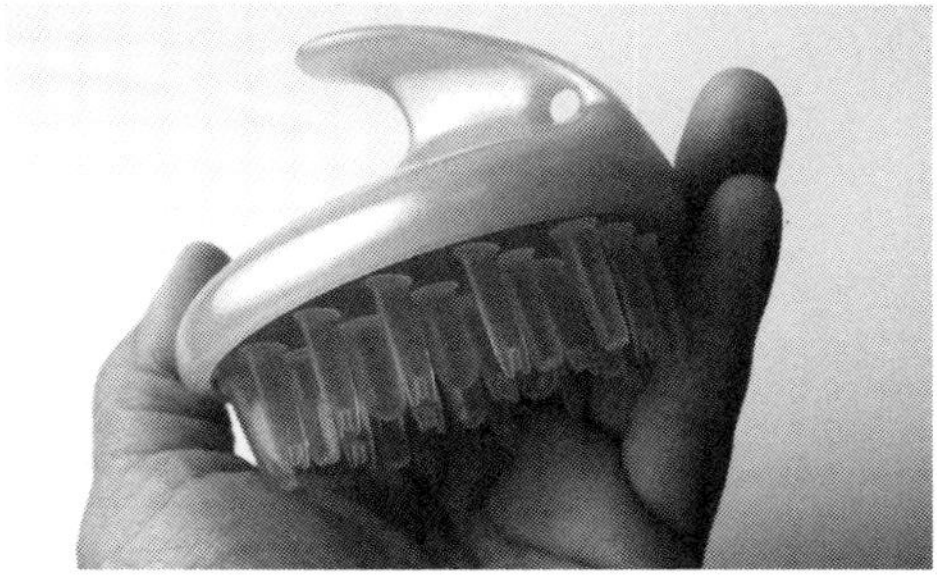

花王「サクセス 頭皮洗浄ブラシ やわらかめ」

言葉では、伝わりません。

「後頭部の」「頭皮を」「ブラシで」「2度洗い」。

ようやく、ここまで具体的になりました。

まとめ

頭は、無意識で洗わない。

point 10

ミドル脂臭は約6時間で復活する

こうした、ミドル脂臭《ししゅう》を落とす商品は、どのタイミングで使えばいいのでしょうか。また、ニオイを消す効果はどのくらい持続するのでしょう。

マンダムの下川さんの解答は、予想より短いものでした。

「洗ってから、次のニオイが出るまでは6時間程度です」

えっ、たったそれだけですか。それじゃあ、夜寝る前に風呂に入っても、朝ニオイが出る？

「はい。当社では、女性に対する調査をしたのですが、配偶者のニオイは朝がいちばん気になる、という意見が多かったんです」

仕事から帰って、寝る前にひと風呂浴びる。これは、悪い習慣ではないかもしれません。とはいえ、夜に寝ている間に布団の中でミドル脂臭が発生。寝床の中で、こもったニオイになっている。朝はギリギリまで寝ていたい。起きたらすぐに会社に行くと、布団の中で発生したニオイを、会社まで持っていくことになります。

朝の電車の中には、そうしたニオイを後頭部に抱えた人がたくさんいるのも不思議ではありません。

「朝おでかけ前に頭皮を洗ってください」

下川さんの願いですが、なかなかそうはいきません。

「せめてこれで拭いてください。後頭部と首の後ろを」

と言いながら、2017年春に発売さ

液たっぷりの大判シートで体も後頭部も
しっかり拭き取れる

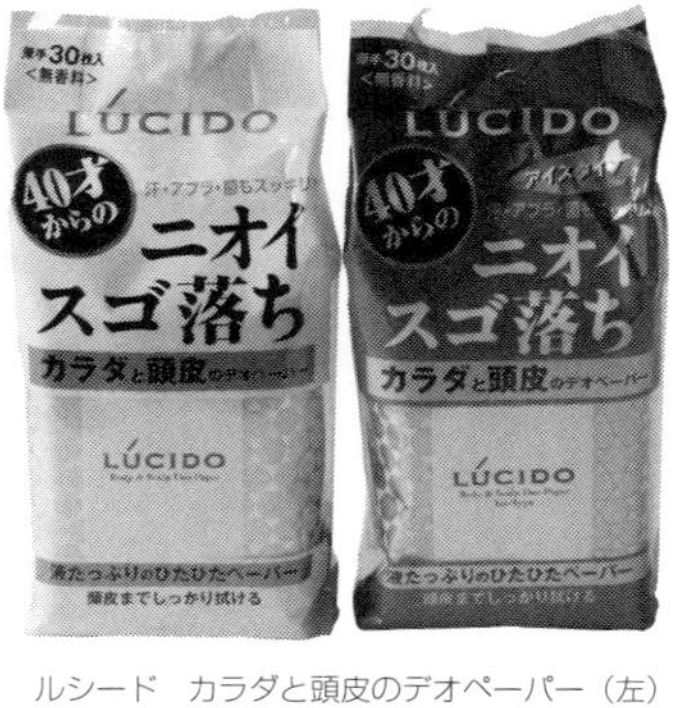

ルシード　カラダと頭皮のデオペーパー（左）
ルシード　カラダと頭皮のデオペーパー アイスタイプ（右）

れた「ルシード　カラダと頭皮のデオペーパー」を見せてくれました。

パッケージには「40才からのニオイスゴ落ち」とデカデカと書いてあります。

マンダムではボディを拭くための「ギャツビー　ボディペーパー」が大人気の定番商品になっています。このボディペーパー技術を応用し、「植物フラボノミックス」と「緑茶エキス」の入った、ミドル脂臭対応の中味液をたっぷりしみ込ませたのがこの商品です。

「朝、時間がない方も、出社前にこれで後頭部と首筋を拭いていただきたいですね。液たっぷりなので、頭皮までしっかりと拭いていただけます」（下川さん）

もちろん、朝風呂、朝シャワーで洗うのがベストです。

そして、夕方近くになって、ニオイが出はじめたら、このペーパーで後頭部・首筋をしっかり拭く。そうすれば、仕事中のニオイはかなり抑えられるはずです。

まとめ

出社前に頭を洗い、午後にデオペーパーで後頭部を拭き取る。

point 11

皮脂の「徹底除去」は正しいか？

筆者の体の中でとくに皮脂の多いところは、鼻の穴の両脇《わき》です。指先で強めにこすると、指先にはしっとりと脂がくっつきます。また、爪《つめ》の先で強めに押したりすると、毛穴の中から白くなった脂がにゅるにゅるっと出てきます。

筆者は以前、この状況をどうにかしようと、セッケンをたっぷりつけてアカこすりで顔をこすったり、爪で鼻の脂を押し出しながらしつこく洗顔を行なっていました。

「これで、皮脂は取り去ったぞ、加齢臭も出ないだろう」

と、安心するのもつかの間、1時間もすると、さっき以上の皮脂がぶわっと出てきてしまい、顔はテカテカと光るくらいの始末です。いまから思えば「アホなことしていたなあ」というのがわかりますが、当時は真剣でした（洗顔後の保湿については156ページ）。

体をどう洗うか、これは加齢臭克服の中ではとても悩ましいポイントになります。なぜなら、**皮脂を取り去らなくてはならないのに、皮脂は取り去るとすぐに分泌されてしまう**からです。

筆者の鼻の脇も、こすりすぎで赤くハレてしまいました。こうなると、皮脂の分泌がどうの、と言っている余裕もありません。ヒリヒリして痛いばかりです。

素人《しろうと》のこすり洗いは百害あって一利なし。加齢臭の洗い方は「やさしく」「念入りに」。気になる人は「風呂の回数多く」を考えましょう。

まとめ

体は、ゴシゴシこすり洗いをしてはダメ。皮脂は取れば取るほど、分泌されてくる。

point 12

オトコも使いたい「泡立てグッズ」

よかれと思ってやっていた皮脂の徹底除去はダメ、ということはわかりました。では、どうすればいいのでしょうか。

そこでクローズアップされたのは、わが家の風呂場に置いてあった丸い物体です。洗面所のセッケンの脇にある、ソフトボールくらいの大きさのもの。大輪の花のような、化学繊維《せんい》で作ったネットの素材が、くしゃくしゃにまとめられたものです。

これは**「泡立てネット」**と呼ばれています。安いものは100円ショップなどでも売られています。泡を立てるだけのものなので、108円のものでも立派に使えます。

皮脂のプロのある方は、こう教えてくれました。

「皮脂はゴシゴシ取り去りすぎてはダメです。セッケンの泡をしっかりと立てて、その泡で脂を包み込むようにしてください。細かい泡をまずはしっかりと立てて、それを皮膚につけたら、手を使って、その泡を動かすように洗います」

なるほど、ゴシゴシ洗いは、皮膚を傷つける。

それだけではありません。**脂性の人は皮脂を取りすぎると、体が逆に皮脂をどっと分泌してしまう。**乾性肌の人は、冬場などは皮膚がいっそう乾きやすくなって、かゆみが増してしまうそうです。

試しに、家族に内緒で「泡立てネット」を使ってみました。

もう、びっくりするくらい泡が立ちます。いままでと同じセッケンの量なのに、びっくりです。あっという間にハリウッド女優の入浴シーンなみの泡が量産されました。全身真っ白になったところで、手を使って、皮脂の出る場所をゆるゆると手のひらでこすります。

ところが、背骨に沿った皮脂の多い部分。ここには筆者は「Ｉゾーン」と名前をつけましたが、手が届きません。「泡立てネット」はとにかく泡が立つので便利ですが、背中には届かない。何か自分専用のものを購入しようと思いたちました。

そこで考えたのは背中の「Iゾーン」に届くよう、スーパーなどでアカこすりと一緒に売られている**「泡立ちタオル」**を使うことです。アカこすりを作っていたメーカーも、刺激の少ない、泡立ちのいい商品を増やしています。

筆者が使っているのは、キクロン「アワスター　超やわらかめ」という商品です。483円で購入しました。両手で端をもてば、背中もしっかりと洗えます。泡立てネット並みに泡が立ち、しかも体をこすっても刺激が低い。満足度はアップしました。

体を洗う商品には「木綿《もめん》のタオル」「麻のメッシュタオル」「スポンジ」「化学繊

泡立ちボディタオル

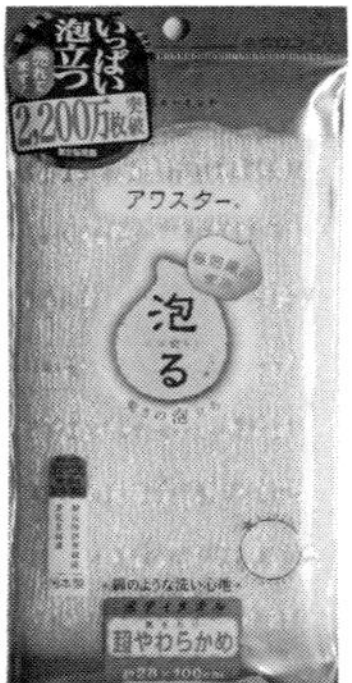

キクロン「アワスター 超やわらかめ」

維で編まれた硬めのアカこすりタオル」「化学繊維で編まれたやわらかめの泡立ちタオル」などがあります。

泡が立ちやすいということでは、「スポンジ」や「泡立てネット」などがおススメですが、背中のことまで考えると「泡立ちタオル」に軍配が上がります。

まとめ

泡立ちタオルや泡立てネットを使って、力を入れずに全身を泡で包み込もう。

point 13

セッケンやボディソープはどう選ぶ？

筆者おススメの6ブランド

さて、体を洗うには、泡を立ててというのが基本、ということがわかりました。そのセッケンやボディソープをどう選ぶのか。ここが加齢臭克服の重要なポイントになります。筆者が取材したのは、次のような商品です。

①ライオン「PRO《プロ》 TEC《テク》」

30代の男のニオイ（ライオンではこれを加齢臭とは呼んでいませんが皮脂の酸化

臭なので「加齢臭」に分類されます）に注目した薬用ボディソープです（80〜84ページで詳述）。また、頭皮洗浄用のブラシも使ってみました（151〜154ページで詳述）。

②サントリー「プラスデオ」

40〜50代を中心に、加齢臭を取り去ることを考えて作られた、高級固形セッケンです（85〜99ページで詳述）。

③ペリカン石鹸「アロマティックソープ柿渋《かきしぶ》」「HARIHAIR《ハリヘア》」

「アロマティックソープ柿渋」は女性の加齢臭を取り去ることを考えたアロマティックセッケンで、固形セッケンとリキッドソープの両方の商品があります（100〜106、111〜121ページで詳述）。また、男性の頭皮洗い専用セッケン「HARIHAIR《ハリヘア》」の使いごこちについても報告しました（126〜130ページで詳述）。

④資生堂「エージーデオ24　メンズオフィスデオ」

加齢臭とその原因「ノネナール」を発見した会社が、セブン-イレブンを経営しているセブン&アイ・ホールディングスと共同開発したボディソープとリンスインシャンプー（131〜136ページで詳述）。

⑤マンダム「ルシード　ニオイケアシリーズ」

30～40代の男のニオイの原因は「ミドル脂臭《ししゅう》」だということを明らかにしたマンダムが出している、ボディウォッシュ、シャンプー、コンディショナー（137～140ページで詳述）。

⑥フィヨーレコスメティクス「ファシナート」

男性・女性に向けたユニセックスのニオイケアシリーズ。シャンプー、トリートメント、ボディソープ、保湿用ミルクのほかに、頭皮用トリートメントや、頭髪用トリートメントがあります（141～150ページで詳述）。

このように、加齢臭に対応したセッケンやボディソープといっても、**30代用、30～40代用、40～50代用、女性用など、さまざまな商品がある**わけです。

市場には、実際はこれ以上の多種多様な商品があふれ返っています。ここで名前を挙げた大手メーカーは、商品の効能を示すデータをきちんともっており、比較的安心して使うことができます。また、取材をした場合にきちんと実験データが提示されることが多いので、選択をしたという事情もあります。

商品ターゲットは、年齢別・性別に一応は分けられていますが、**家族全員で使う**

という使い方を、サントリー、ペリカン石鹸などのメーカーは推奨しています。

サントリー広報のＫさん（女性）は、自社で加齢臭対応の商品（プラスデオ）が出たのを機会に、お父上にプレゼントをしました。

ところが、浴室にあるセッケンの香りがあまりによく、自分でもついつい使ってみたそうです。

すると洗い上がりもサッパリとして気持ちがいいので、いまでは親子で使っているといいます。

加齢臭セッケンは、ニオイのするお父さんだけでなく、プレゼントした娘さんもお母さんも一緒に使うという時代になっているのです。

まとめ

加齢臭セッケンは、年齢別・性別でバリエーション豊富だが、家族全員で使いたくなるほどの良いセッケンがある。

point 14

30代の加齢臭をいかに抑えるか？

ライオン「PRO《プロ》 TEC《テク》」解説

30代の脂っぽいニオイにライオン研究所が着目したのは、意外なことからでした。すでに中高年の間では「ノネナール」という成分が加齢臭の元となっていることは、資生堂の商品によって知られていました。

開発担当者の藤山さん（当時）は30代になったころ、自分の体臭にある異変を感じました。

「Tシャツなどを脱ぐときに、シャツの胸の部分が鼻の前を通り過ぎますよね。そのときにふっと、脂くさいニオイを感じるようになったんです」

いままでの研究で体臭については理解の深い藤山さんです。これは、一種の加齢

メマツヨイグサ抽出液の皮脂酸化抑制効果

ライオン資料（2008年）より転載

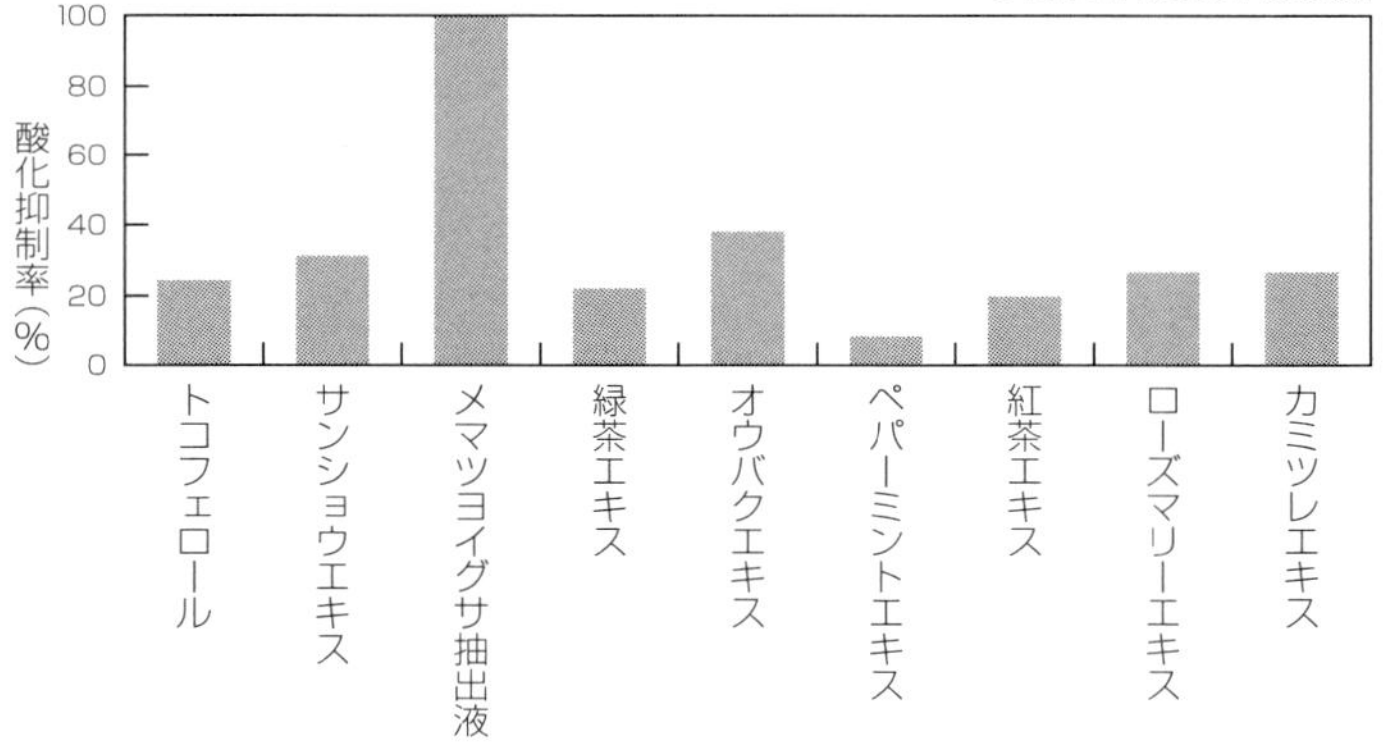

臭だと直感しました。

「同世代の企画の人間に話をしたところ、『じつは、オレもそういうニオイがしているんだ』と。そこから『PRO　TEC』の企画はスタートしました」

30代は人間の一生でいちばん皮脂の分泌の多い時期です（41ページ）。皮脂が酸化することでニオイが出るわけですから、皮脂が多ければニオイも強いはず。しかし、これは40代以降のニオイとは異なるものでした。

そこで被験者に着てもらったシャツのニオイをかぎながら、「ノネナール」とは違う、30代独特のニオイの原因物質を探す苦行《くぎょう》が始まりました。シャツのニオイを丹念《たんねん》にかぎながら、その成分を抽出《ちゅうしゅつ》します。抽出した成分が果たして元のニオイなのかどうかを、成分分析のグラフを見ながら、ニオイを実際にかいで確認します。悪臭のエッセンスをひたすらかぐ仕事。毎日がその繰り返しです。

苦行の甲斐《かい》あって、**30代の脂っぽいニオイの原因物質がつかめました。「ペラルゴン酸」という脂肪酸の一種でした。使い古した植物油のようなニオイで、ノネナールとはまったく異なるもの**です。

ここで、開発は次の段階に入ります。酸化を抑える成分の「ポリフェノール」を多く含む植物抽出物のサンプルを各種取り寄せました。実際に使ってみて、ペラルゴン酸の生成を抑える効果がもっとも高いものを探すという作業になるわけです。

その結果、もっとも効果の高い成分がわかりました。**「メマツヨイグサ」という植物の抽出成分**でした。マツヨイグサは「月見草」とか「宵待草《よいまちぐさ》」などと呼ばれます。アメリカ原産の帰化植物で、江戸時代の終わりに日本に入ってきたものです。この中で、小型で可憐《かれん》な黄色い花をつけるのがメマツヨイグサです。**この種子から抽出された成分が、ペラルゴン酸の生成を抑える**のです。

「完成した商品を自分で使ってみると『汗のべたつき感が変わった』と妻に言われ

ました」

と藤山さんは嬉しそうに語ります。

研究所が完成させた商品は、「購入ターゲットは男性」「30代のオトコが自分のために購入して使用する」という戦略が立てられました。その結果、男性が買いやすいようにコンビニ中心に流通することになったのです。

「PRO　TEC」薬用デオドラントソープを使ってみました。

ねばりの少ない、さらっとした半透明の乳白色の液体セッケンで、容器からの出がよすぎて、ついついたくさん使ってしまいます。メントール（ハッカ）の香りと、柑《かん》橘《きつ》系の香りがかなり強くします。軽く濡ら

ライオンのニオイケアに
対応したボディソープ

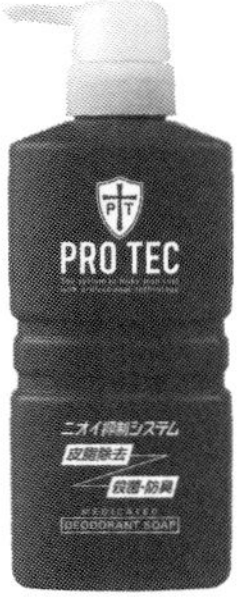

PRO TEC 薬用デオドラントソープ

した泡立ちタオルにつけ、手でもみもみすると、ぶわーっと簡単に泡が立ちます。殺菌効果のあるイソプロピルメチルフェノールが配合されているので、体表面の菌が効果的に殺菌されます。全身が強めのメントールの香りで包まれ、皮脂や汗、古くなった角質が泡と一緒に取り除かれます。

体表のセッケン分は、水で洗い流されますが、**保湿成分として配合されているメマツヨイグサエキスは、その一部が皮膚にくっつき残ります。**このエキスには、皮膚表面に出てくる皮脂の酸化を防ぐ効果が期待されるわけです。

まとめ

30代の脂くささを防ぐのは「メマツヨイグサ」の抽出成分だった。

point 15

「ポリフェノール」って、なんだ？

サントリー「プラスデオ」解説〈その１〉

ライオンが皮脂の酸化物である「ペラルゴン酸」を抑制するために探した成分は「ポリフェノール」というものです。

このポリフェノールとは、いったい何なんでしょうか。

わかりやすく言えば、**悪臭の元を包み込む「網《あみ》」のような物質**です。

皮脂が酸化していくのを食い止める「防波堤」のような機能もあります。

皮脂の変質を強力に防ぎながら、ニオイ物質自体も取り去る、ダブルの効果があるスーパー物質と言ってもいいでしょう。

サントリーでは、高級固形セッケン「プラスデオ」がロングセラーとなっています。このセッケンには4種類のポリフェノールが配合されています。

開発担当者の龍口《たつぐち》巌《いわお》さん（サントリー健康科学研究所）に、ポリフェノールについて尋《たず》ねました。

「ベンゼン環《かん》という構造に、酸素と水素がくっついてできた『水酸基《すいさんき》』をもつものをフェノールといいます。この『水酸基』を2個以上もつものがポリフェノールです」

だいぶ、話が難しくなりました。

フェノールが何だ、ということはこの際置いておきますが、**ひとかたまりの分子の構造**だと思えばいいでしょう。その分子構造を複数もつのがポリフェノールというわけで、酸化したニオイの元になる物質を、分子単位で包み込んでしまいます。

また、酸化した物質は周囲のものをどんどん巻き込んで、酸化させる過激な性質をもちます。これを「ラジカル化」と呼んでいます。**ポリフェノールはラジカル化した物質をストップさせる能力をもっている**わけです。

お茶の葉やメマツヨイグサの種子、ぶどうの皮の色の濃い部分などに、ポリフェノールは多く含まれています。これは、太陽の紫外線や酸素などにさらされる最前線にあって、葉や種子や果実が酸化しないように守っている成分だからです。

このポリフェノールにより、人間が分泌する皮脂が酸化することを強力に止めることができるわけです。

赤ワインをたくさん飲むフランス人やベルギー人、スイス人などが心臓病の死亡率が低いのは、「ポリフェノール」の効果だという説があります。これは、「フレンチパラドックス」と呼ばれますが、1994年に日本の国立健康・栄養研究所とサントリーが科学的根拠を解明しています。「ポリフェノール」には、動脈硬化や脳梗塞《のうこうそく》を防ぐ作用があるというのですが、この作用の中心といわれるのが「抗酸化作用」です。

人間の老化も「酸化」が原因といわれます。強力

4種類のポリフェノールが配合された
サントリーの加齢臭対策セッケン

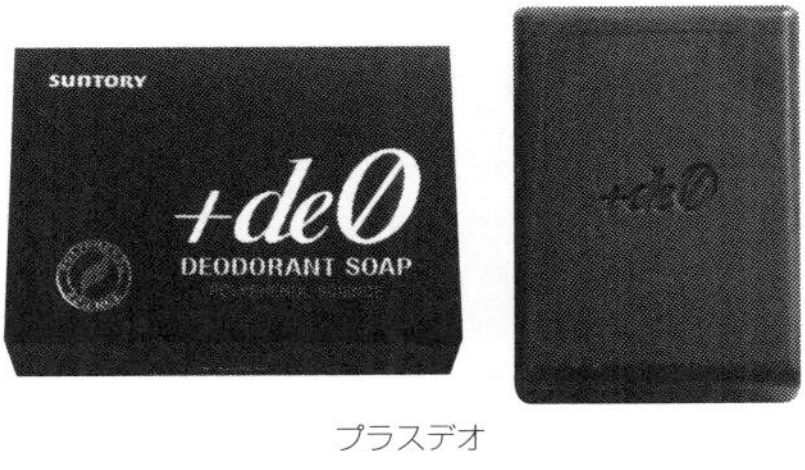

プラスデオ

な抗酸化物質であるポリフェノールの力を借りることで、人間の体の中で起きる「酸化」を食い止めることができます。

加齢臭を抑える効果もそのひとつ。体の中だけではなく、体の表面でも酸化防止をしてくれるというわけです。

まとめ

ポリフェノールにより、皮脂の酸化が抑えられ、ニオイ自体を取り除くこともできる。

point 16

ポリフェノールの「コンプレックス」って、なに？

サントリー「プラスデオ」解説〈その2〉

サントリーの加齢臭対策セッケン「プラスデオ」の最大の特徴は「ポリフェノール・コンプレックス」が配合されている、ということです。

「コンプレックス」とは「いくつかの物質の複合体」という意味です。

ポリフェノールはさまざまな植物から抽出できるのですが、「プラスデオ」には4種類のポリフェノールが入っています。筆者の知るかぎり、加齢臭のセッケンとしては他に例を見ない多さです。

「緑茶ポリフェノール」
「烏龍茶《ウーロンチャ》ポリフェノール」
「甜茶《てんちゃ》ポリフェノール」
「柿渋《かきしぶ》ポリフェノール」

これら4種類のポリフェノールを合わせて、サントリーは「ポリフェノール・コンプレックス」と呼んでいます。

それぞれのポリフェノールを「網」にたとえるならば、4種類の大きさや形の違う網がある、ということです。

「水酸基」という構造を複数もつフェノールが「ポリフェノール」です（86ページ）。このポリフェノールが、さらに2個つながったり、3個つながったりして、とんでもない大きさになることがあります。これを、難しい言葉ですが「重合《じゅうごう》」と呼んでいます。

烏龍茶のポリフェノールは、「プラスデオ」の抗酸化成分の中でもっとも注目され、研究も進んでいるものです。これは、重合が3つもあります。ただでさえ大きなポリフェノールが3つつながって、巨大な形になっています。**加齢臭の元になる「ノ**

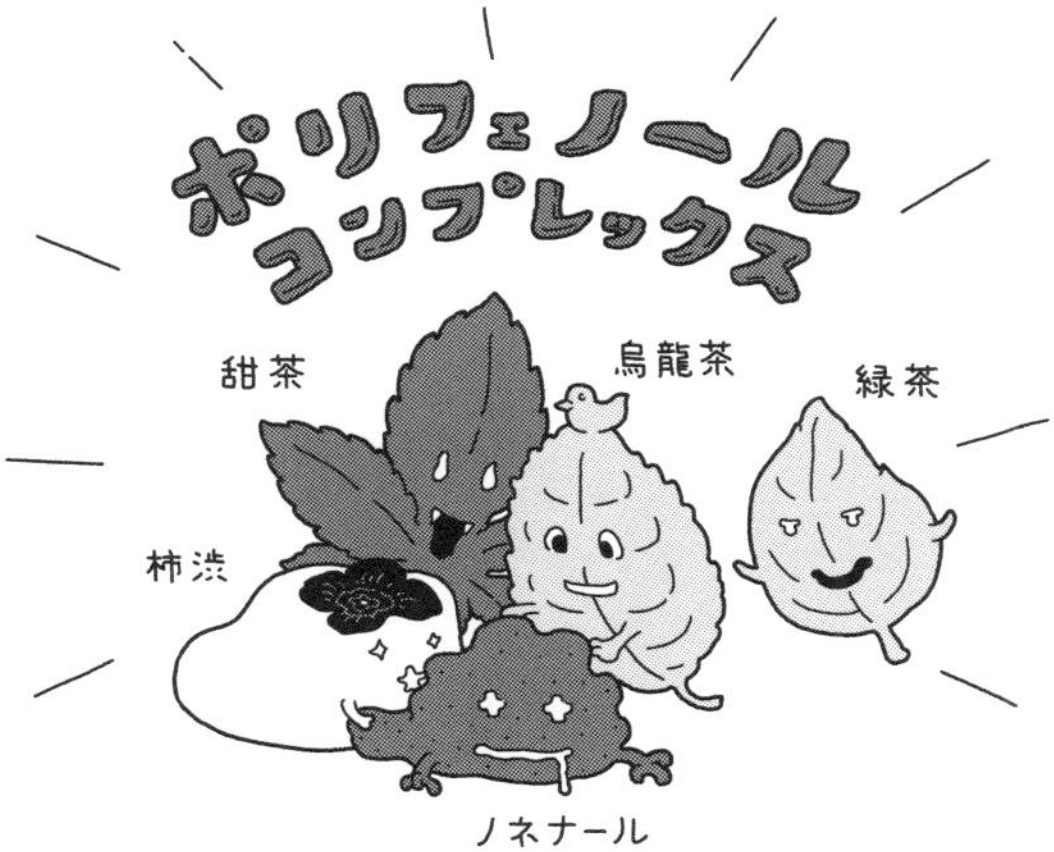

４種のポリフェノールが、加齢臭の元・ノネナールを包み込み、無力化させる

ネナール」を包み込み、無力化させる効果が非常に高い構造になっているわけです。

「ノネナールに関しては、烏龍茶ポリフェノールの有効性が確認されています。ところが、体臭は、ノネナール以外にも原因があるのです。そういったさまざまな要因に対応できるように、構造の異なる多様なポリフェノールを配合させました」（サントリー健康科学研究所・龍口巌さん）

たとえば、めがねの表面を拭くときには、極細の繊維で編まれた布を使います。ガラス窓のくもりを取るときには、新聞紙を使うときれいになります。また、絨毯《じゅうたん》に散らばった犬の毛などを取るには、粘着テープがよかったりします。

同様に、烏龍茶ポリフェノールでは取りきれないニオイがあっても、緑茶ポリフェノールや、柿渋ポリフェノール、甜茶ポリフェノールが取り去る仕組みになっているわけです。

まとめ

4種類のポリフェノールでニオイを包み込み、無力化させる仕組みが、ポリフェノール・コンプレックス。

point 17

セッケンの軟らかさの秘密

サントリー「プラスデオ」解説〈その３〉

サントリーの固形セッケン「プラスデオ」を使っていて、困ったことがありました。プラスデオは一個２０００円（＋税）します。それなのに家族が、使ったあとに風呂場の床に放置したりするから、たまりません。水に触れている箇所から、どんどん溶けていくのです。ちょっと油断すると「うわっ！　１００円分くらい溶けた」というような恐ろしいことになります。結局１００円ショップでセッケン箱を購入しました。

さらに、重宝しているのは吸盤《きゅうばん》式のセッケンホルダーです。３００円程度で購入したものですが、セッケンよりちょっと小さい、手に乗る大きさの平べったい楕《だ》円形《えん》で、表と裏に合計60以上の小さな吸盤がびっしりついています。風呂の壁にぴったりとくっつき、露出した吸盤のところにセッケンをつけると「ぴたっ」とくっつき、水分も取れるのです。

それにしても、**「プラスデオ」はセッケンの性質として溶けやすいのではないか。**他の固形セッケンと比べても、表面がとろっとしやすいように思えたのです。

サントリー健康科学研究所の龍口さんに「プラスデオは、ちょっと溶けやすいのでは？」と聞きました。これに対して、本当に意外な答えが返ってきたのです。

「そうなんです。『プラスデオ』はよその固形セッケンに比べて、じつは軟らかくなっています」

え？　やっぱり。なぜなんですか。

「じつは、**ポリフェノール成分を4種類、かなりの高い割合で配合させることにチャレンジしています。そのために他の固形セッケンに比べると、軟らかくなっているんです**」

この答えにはびっくりしました。固形セッケンのみならず、液体のボディソープも含めて、どういうポリフェノールが入っているかは表示されていますが、どのくらいの量が含まれているのかは明示されていません。「プラスデオ」も、もちろん具体的な含有量については明らかにしていません。

でも、「入れすぎてセッケンが軟らかくなる」ギリギリまで、成分を配合させているというわけです。

まとめ

セッケンの軟らかさの秘密は、４種のポリフェノールを高濃度で配合したことにあった。

point 18

セッケンがプレミアムである理由

サントリー「プラスデオ」解説〈その4〉

「プラスデオ」を使ってみて感心する点は、まだまだあります。

驚くのは、**泡立ちがものすごくいい**、ということです。

表面の軟らかくなったところを、濡らしたネットや、化学繊維のタオルにつけて、モミモミするだけで、真っ白な泡が、ぶわーっとあふれてきます。

セッケンの本体は真っ黒ですが、できあがる泡の色はすこし灰色がかった白です。

セッケンの本体の色が黒い、というのにも秘密があります。

「**炭の成分**と**泥の成分**が両方配合されています」

サントリー健康科学研究所の龍口巌さんは説明してくれました。

「炭は『多孔質《たこうしつ》』という性格をもっています。皮脂の成分が炭の穴にはまるわけです。泥も同じ働きをしますが、穴の大きさと形が炭とは異なります。このふたつを合わせることで、皮脂の効果的な除去が期待できます」

絶妙に性格の違うものを組み合わせて、効果を上げているわけです。

そして、**使ってみるとさらに印象深いのは、その香りです。**

「実家のおばあちゃんが使っている高級化粧品の香り」と、筆者の娘は言っていました。ヨーロッパの歴史の古い、高級な香りがする、と言えばいいでしょうか。シトラスの香り、ラベンダーの香り、ローズマリーの香りなど、伝統的な処方を感じさせてくれます。高級感があり、落ち着く香りです。

サントリーの説明には「ドイツで生まれた『ケルンの水』の香りの処方に従いました」とあります。「ケルンの水」をフランス語でいうと「オー・デ・コロン」となります。なるほど、由緒《ゆいしょ》正しい香りがするわけです。実際にこの香りは、使ったあとに強く肌に残ったりはしませんが、心に深く印象を残します。

これは、加齢臭の抑制を目的にした固形セッケンにしては、できすぎのような気がします。どうなんでしょうか。

「確かにそうです。『プラスデオ』は加齢臭対策セッケンの要素は十分に詰め込みながら、家族で使って満足のいくような『プレミアム』セッケンをめざして作られました」（サントリー健康科学研究所・龍口さん）

これは、商品作りの点で、非常に参考になります。

商品のパッケージには「加齢臭」という言葉はいっさい書かれていません。高級感のあるデザインに、「＋ｄｅｏ」というロゴ。パッケージを取り去ってみると、真っ黒なセッケン本体に、「＋ｄｅｏ」のロゴが刻印されています。この姿と、使用した感触からは、**圧倒的なクラス感、高級感**しか伝わってきません。

最初の購入動機が「加齢臭」だったとしても、続ける動機は「あのセッケン、気持ちがいいし、香りもいいので続けて買おう」というものだったりします。

２０００円（＋税）のセッケンは、２〜３人の家族で使って、だいたい１ヶ月でなくなるようです。年間２万数千円（毎月購入のコースは割安になります）の出費となります。これを高いと思う人もいれば、逆に安いと思う人もいるはずです。

ニオイ解決が目的で購入を始めて、奥さんや娘さんが一緒に使ってみて「あ、このセッケンいい」となる。加齢臭の防止セッケンとはいえ、泡立ちや洗浄力、香りの部分で、家族でいままで使っていたセッケンよりも満足度が高くなる。これが長続きするパターンなのです。

まとめ

ニオイを消すだけでなく、泡立ち、香り、高級感……を兼ね備えた、高品質なセッケンがある。

point 19

「柿渋」の驚くべき消臭力

ペリカン石鹸「アロマティックソープ柿渋《かきしぶ》」解説〈その1〉

セッケンのプロ、といえばペリカン石鹸です。

他社ブランドの加齢臭セッケンであっても、商品説明書などをよく見てみると、「製造／ペリカン石鹸」と表示されていることがあります。他社ブランドの商品をうけおい製造する、いわゆる「OEM《オーイーエム》」を行なっている会社でもあるわけです。

そのセッケンのプロが自社製品として出している、加齢臭対策商品はいくつかあります。なかでも注目されるのが「アロマティックソープ柿渋」です。

柿渋は、天然の防腐剤、脱臭剤として、古くから使われてきました。防腐剤として建築材料の木材に塗られ、うちわの和紙に塗られ、補強材として使われたりもしました。

「加齢臭を抑えるポリフェノール素材としては、さまざまな商品に柿渋がもっとも使われています」

説明してくれたのは、ペリカン石鹸の中でも「セッケン博士」として知られる髙《たか》柳《やなぎ》勇生《いさお》さん（品質保証部・部長）です。

この柿渋をセッケンに入れた場合と入れていない場合の、加齢臭の原因となるノネナール減少の比較数値があります。

・柿渋入り＝96・6％

・柿渋なし＝33・1％

ええっ!?　と叫びたくなるような、劇的な実験効果が示されています。

実験方法は、ノネナールとセッケンを液体にしたものをビーカーに入れ、一定時間を過ぎたあとのノネナールの減少量を調べたものです。

柿渋の入ったセッケンを使うのと、使わないのでは、大きな差が出ています。いくらセッケンを使って律儀に体を洗っていても、それだけでは加齢臭を抑えることはできないわけです。

「柿渋が素晴らしいのは、自然の成分で、長い歴史の中でその安全性が確認されているところですね。柿タンニンは渋いですが、体に取り入れても問題がありません」（髙柳さん）

どうせセッケンで体を洗うなら、皮脂が酸化してできた成分をしっかりと減少してくれるポリフェノール成分が入っているものを使わないとダメ、ということです。

まとめ

セッケンに「柿渋」が入っているかどうかで、加齢臭の減少効果はまるで違ってくる。

point 20

「固形セッケン」と「ボディソープ」、消臭効果はどっち が上?

ペリカン石鹸「アロマティックソープ柿渋」解説〈その２〉

ペリカン石鹸の「アロマティックソープ柿渋」には、固形セッケンと液体のボディソープの２種類の商品があります。この「固形」「液体」は、どちらがより効果的なのでしょうか。

ペリカン石鹸のセッケン博士・髙柳勇生さんに聞きました。

「固形セッケンのほうが、数値が高いデータが得られています」

これも実験データがあります。「アロマティックソープ柿渋」を使って、加齢臭の原因物質「ノネナール」をどのくらい減少できるのかの比較です。

・固形セッケン＝97・3％

・液体ソープ＝93・2％

わずかですが、固形セッケンのほうが上回っています。

「固形セッケンのほうが、成分を濃くできます」と、髙柳さんは言います。

確かに、固形セッケンは、材料を均一に混ぜて、その状態で固めてしまえばいいので「品質の均一化」を考えると作りやすいようです。

ちなみに、液体セッケンは、固形セッケンをそのまま水に溶かせばできると考えていましたが、そうではありませんでした。

固形セッケンを水に溶かしても「ゲル」状、つまりどろどろ、ぐちゃぐちゃした状態にしかなりません。それでは困るので、改良をした結果できたのが液体セッケンです。これは水に溶け、透明になります。

「液体セッケンは、水分が少ないと固まってしまいますので、7割は水分を入れています。固形セッケンのほうが成分の濃度を高くできます。これは『アロマティックソープ柿渋』に限ったことではありません」（髙柳さん）

液体セッケンは7割が水分というのは正直驚きました。

「液体セッケンは固めなくていいから、どんどん成分を追加できるだろう」というのは素人考えのようです。

とはいえ、同じ重量あたりの成分量で固形セッケンよりもはるかに劣《おと》る液体セッケンが、加齢臭の減少テストの結果では、わずかに4ポイント程度しか劣っていないというのも驚きです。

大切なのは、使うときの量を適切に調節すること。

じつは、一回の使用量が目でよくわかり、管理しやすいという点では、液体セッケンは優れているのです。逆に固形セッケンは、

ペリカン石鹸の定番となった女性用の加齢臭対策商品

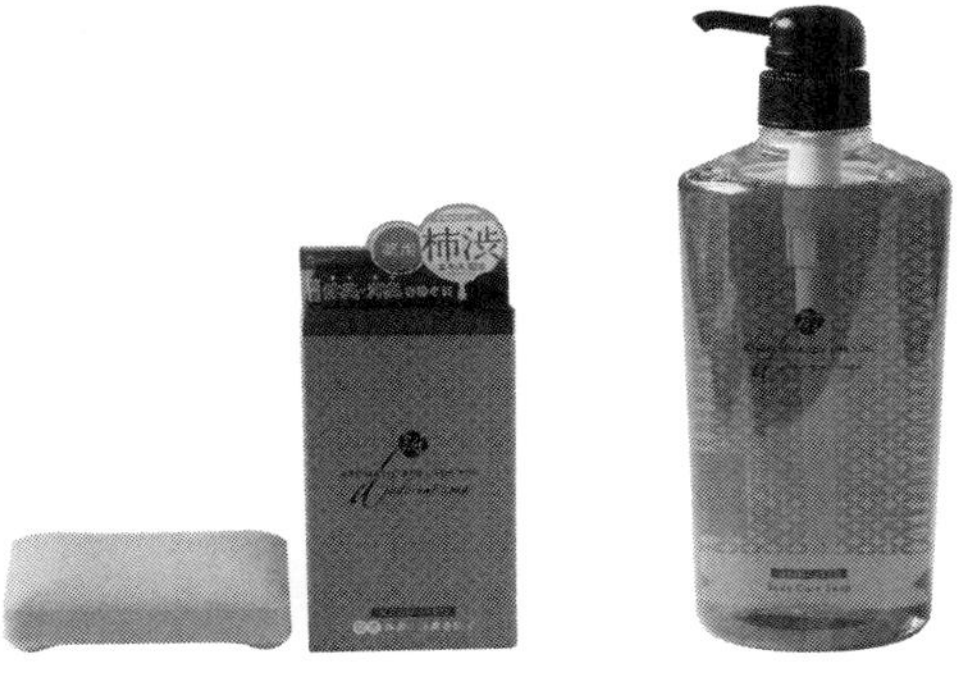

アロマティックソープ 柿渋　　アロマティックリキッドソープ 柿渋

表面積が多い使いはじめではついつい使いすぎてしまいます。それぞれ一長一短、ということでしょう。

まとめ

固形セッケン対ボディソープ、加齢臭を抑える効果は、わずかだが固形セッケンが上回る。

point 21
固形セッケンはなぜ「洗い上がりがサッパリ」なのか？

固形セッケンには、大きなメリットがあります。

それは、洗い上がりがサッパリ、スッキリしているというものです。

ボディソープなどに対して「どうしても洗い上がりがいまひとつスッキリとしない」という声もあり、それが理由でセッケン派の人も多いと聞きます。ボディソープに保湿剤などの洗浄成分以外の材料が入っているからなのでしょうか。

「いや、そうではありません」

セッケン博士の髙柳さんは、実験をしてくれました。

まず、通常のセッケンで手を洗います。それを水道の水で洗い流します。「スッキリ、サッパリ」の洗い上がりです。

次に、手をよく乾かしてから、同じセッケンで手を洗います。ただし、使う水は「純水」です。「純水」というのは、混じりっけなしの水で、ミネラル成分などがいっさいないものです。水を蒸留、ろ過することで作ります。

純水でセッケンを泡立てて、手をしっかりと洗い、さらに純水で洗い流します。すると、驚くことが起きました。洗い上がりは、スッキリ、サッパリせず、ボディソープと同様に、皮膚の表面に何か保湿感のようなものが残る感触です。

「これが、セッケン本来の洗い上がりなんです」

え？　純水で洗うと固形セッケンでもサッパリしないのはなぜでしょう。

ニコニコしながら、髙柳さんは説明を続けます。

「サッパリ、スッキリしていたのは、『金属セッケン』ができて、皮膚にくっつくからなんですよ」

ニコニコ顔を崩さずに、髙柳さんは驚くべきことを言いはじめました。いままで「スッキリする」「サッパリする」と思っていたのは、皮膚の表面が完全にきれいになったからなのではありません。「金属セッケン」と呼ばれる成分ができるから、だというのです。

「金属セッケン」は、水道水の中のカルシウムやマグネシウム（ミネラル）と固形セッケンのナトリウム成分が結びつくことでできます。液体セッケンにも、この金属セッケンはできるのですが、添加されている成分によって、とても落ちやすくなっているようです。なので、スッキリ感は比較的少なくなります。

カルシウムもマグネシウムも「元素」という見方をするならば「金属」に分類されるようです。こういった「金属元素」とセッケンが結びついてできるので、できあがったものは「金属セッケン」と呼ばれます。

この「金属セッケン」自体には汚れを洗浄する力はありません。セッケンが元になっていて、洗浄力のない成分になっているわけです。これにアカなどがくっつくと**「セッケンかす」**になります。

温泉などに行くと、お湯にカルシウムやマグネシウムが大量に含まれている場合があります。そうすると、セッケンがちっとも泡立たない。これも、セッケン分が泡立つ前に金属セッケンになってしまうからです。ヨーロッパに旅行したときに、セッケンが泡立たなかった経験があります。これも、水道の水が、ミネラル分の多い「硬水《こうすい》」で、金属セッケンがたくさんできてしまうからなのです。
幸い、日本の水道はほとんどがミネラル分の少ない「軟水《なんすい》」なので、金属セッケンはそれほどできません。実験のように、純水を使えば、まったくできない状態を体験できます。

少量の金属セッケンが、洗い上がりに皮膚に残る感じ。これを、子供のころから経験してくると、「お風呂上がりのサッパリ感」として脳が認識する。これが固形セッケンの「サッパリ感」の正体でした。

この金属セッケンと一緒に、加齢臭防止成分の柿渋なども肌に残ります。ポリフェノールが肌の表面に残るときに金属セッケンがいい引っ掛かりになっている。そう考えると、サッパリ感がさらにいい感じに思えてきます。

まとめ

洗い上がりのサッパリ感は「金属セッケン」が肌に残っているから。

point 22

女性にも「加齢臭」はある

ペリカン石鹸「アロマティックソープ柿渋」解説〈その3〉

ペリカン石鹸で「アロマティックソープ柿渋」の企画を担当したのは、女性社員の小関《こせき》薫子《よしこ》さん（商品企画室・主任＝開発した当時）でした。

「柿渋を使った、加齢臭や体臭の対策セッケンは、いままでたくさん商品が出ていました。でも、パッケージに『加齢臭』とか『ニオイを消す』などとデカデカと書いてあり、とても女性が買う気にはならないものでした」

小関さんが語るように、ニオイに関する商品は、店頭で目立たなくては商品の存在を主張できません。でも、大きく「ニオイ」などと書いてある商品を買うには勇気がいります。というか、買う人は少ないようです。

「アロマティックソープ柿渋」は、そういった言葉をパッケージには書いてありません。シールを作って、店頭で目立つようにもしてありますが、シールを外せば押しつけがましいような文章やデザインもいっさいありません。

おしゃれな感じの、女性用の化粧品などと同じイメージになります。

ところで、女性も加齢臭が発生するのでしょうか。

本書の冒頭で書きましたが、答えは、残念ながら「イエス」です。

サントリー健康科学研究所の龍口巌さんは、こう言います。

「男性よりも皮脂の量は一般的に少ないですし、しかも肌ケアの習慣がありますから女性には加齢臭は出にくいといえます。しかし、女性にも加齢臭は出ます」

ペリカン石鹸の小関さんは、女性の立場から分析してくれました。

「女性ももちろん、自分のニオイは気になります。仕事をしている人も、家事をやっている人もストレスがたまれば、それが原因でニオイが増えたりもします」

ライオンが働き盛りの30代男性の皮脂に注目して、ニオイが多いと考えたのとよく似ています。ペリカン石鹸では、働き盛りの女性も同様にニオイに悩んでいる、という分析をしたわけです。

その結果、女性をターゲットにした加齢臭対策セッケンが企画されました。

とはいえ、女性しか使わない商品では、売れないという判断もなされました。

「セッケンは家族で使う商品です。なので、男性も抵抗感なく使えるようなつくりにしました」（小関さん）

柿自体には、とくにこれといった香りはありません。しかし、「アロマティックソープ柿渋」の香りは、個性的で強いものです。

漢方や東洋医学で用いられる、オレンジと生姜《しょうが》を合わせた香りを使ったからです。

これはインドネシアのハーブ「ジャムウ」をイメージした香りで、アジアのリゾート地などのスパ（温泉）やマッサージサロンにいるような心地よさを演出してくれます。

立ち上がりのいい、生姜のスパイシーな香り。

さわやかなオレンジの香り。

このふたつの香りが合わさり、リラックス感と爽快感が得られます。この香りは、家族で使っても違和感はありません。

伝統の柿渋ポリフェノールの加齢臭除去効果と、ジャムウのアロマ（香り）効果。

おじさんくささとは無縁のような商品なのですが、女性に独占させておくにはもったいないセッケンです。価格も650円+税（固形セッケン）と比較的購入しやすく、おススメできる商品です。

まとめ

女性が虜《とりこ》になるアロマティックセッケンは、男性にもおススメの逸品。

point 23

「高価なセッケン」と「安いセッケン」、何がちがう？

ペリカン石鹸「アロマティックソープ柿渋」解説〈その４〉

ペリカン石鹸の柿渋入りセッケンには、「アロマティックソープ柿渋」のほかに「柿渋ファミリー石鹸」という商品があります。

「アロマティックソープ柿渋」は一個６５０円＋税ですが、「柿渋ファミリー石鹸」は二個３８０円＋税という買いやすい値段です。「アロマティックソープ柿渋」は一個１００グラム、「柿渋ファミリー石鹸」は一個80グラムと異なりますが、値段の差はそれ以上です。

どうして、こんなに値段の違いが出てくるのでしょうか。また、加齢臭の予防効果に違いは出てくるのでしょうか。

「**セッケンとしての機能には、まったく差はありません**」

ペリカン石鹸のセッケン博士、品質保証部の髙柳部長は余裕の表情です。

こんなに値段が違うのに機能に差がないなら、安いほうがいいに決まってますよね。こう気色《けしき》ばむ筆者を、諭《さと》すように髙柳さんは語ります。

「セッケンの機能といっているのは、汚れを落とす能力。そして、柿渋の作用です」

皮膚表面の脂と結びついて落とす効果。そして、皮膚表面に柿渋が残り、新たな皮脂が酸化するのを抑制する効果には差がない、と髙柳さんは言います。

では、値段の違いはどこにあるんですか。

「それは、使い心地です」

セッケンには、泡の立ち方や、香りなど、機能とは違う側面があるというのです。

香水と同じで、質の高い香りを選び、より泡立ちをよくすることで材料のコストは高くなります。

確かに、「柿渋ファミリー石鹸」と「アロマティックソープ柿渋」の香りは違います。

「柿渋ファミリー石鹸」は柑橘《かんきつ》類っぽい、爽やかなセッケンぽい香りです。

それに比べて「アロマティックソープ柿渋」の香りは、いい意味でセッケンらしくありません。たとえて言うなら、**エッセンシャルオイル（強い香りをもつ油。精《せい》油《ゆ》などとも呼ばれます）の香り**です。

使っていると、浴室全体がアロマテラピーのエステになったようです。生姜とオレンジを合わせた、ジャムウというハーブをイメージした香りで、生姜の刺激的なツンと立つ香りと、オレンジの甘さを感じる香りが混ざっています。

なるほど、香料の違いは、劇的な使い心地の変化をもたらすようです。

髙柳さんは、さらに秘密を教えてくれました。

「**もっと違うのは、セッケン素地《そじ》なんです**」

セッケン素地とは、油脂成分に強アルカリを加えて作る、洗浄成分の本体です。

通常のセッケンは、パーム椰子《やし》から採《と》れる「パーム油」の分子と、苛性《かせい》ソーダなどの強力なアルカリの分子を、一対一で結びつけることで作られます。電子顕微鏡のレベルで言うと、それぞれの分子同士が一対一の対応をしているそうです。

「面白いでしょ、仲よく分子は一個ずつ手を結んでいます。ところがそこに油をちょっとだけ多めに入れてやります」

えっ？　素材に油を多く入れる？　セッケンの泡に油を追加したら、ぜんぜん泡が立たなくなりますよね？　製造段階で多めに入れるのは、話が違うんですか。

「そうですね。こうすることで泡立ちがよくなるんです」

髙柳さんの笑顔がマックスになっています。

「セッケン分をマッチ棒だと思ってください。先端の丸い火薬の部分がアルカリ。軸が油です。シャボン玉の表面には水の薄《うす》い膜の中に丸いアルカリ部分が入っていて、油の軸が立っています。このトゲトゲ状態になった軸の間に、新たな油脂によって橋がかかったようになるんです。これで泡が壊れにくくなるんです」

本当にびっくりしました。**皮脂を取るためのセッケンに、製造段階で油分を微量追加すると、泡の質が飛躍的に向上する**わけです。左ページのイラストのように、一本一本ばらばらだった泡の構造に、横棒が加わって、丈夫なものになっています。

「ほんの5％ほど植物性の油分を追加するだけなんですが。いい泡になりますよ。クリーミーで、ねばりがあるんです」

この素地を「過《か》脂《し》肪《ぼう》石鹸素地」というそうです。また、このセッケンの作り方

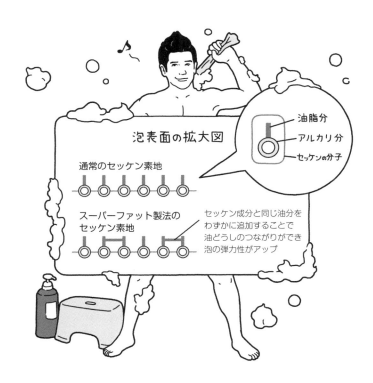

をペリカン石鹸では**「スーパーファット製法」**と呼んでいます。セッケンの成分を見ると、「パーム脂肪酸」や「パーム核脂肪酸」という名前が並んでいます。これが追加されている油の名前なのです。

確かに「アロマティックソープ柿渋」の箱の裏にも、こういった素材の名前を見ることができました。泡立ちのよさ、泡のきめ細かさは「スーパーファット製法」のせいだったのです。

ところで、加齢臭を抑えてくれる柿渋エキスの量に、違いはないのでしょうか。

「柿渋の量については、メーカーとして公表していない数値なので、お知らせすることはできません。ただ、効果に違いはないということは言えます」

残念ですが、これこそが企業秘密、ということのようです（……筆者はちょっと調査をしましたが、**どうやら高級セッケンのほうが、柿渋の量は多いようです**）。

実際に、**両方のセッケンを使って泡立ちを比べてみました。**

大きな差が出るのは、綿製のふつうのタオルなどで泡立てたときです。

「柿渋ファミリー石鹸」は、まあそれなりに泡立つのですが、泡の持ちはそんなによくありません。ところが、スーパーファット製法の「アロマティックソープ柿渋」（固形セッケンのほうです）は、泡立ちがよく、肌につけてもなかなか泡がへたりません。

ところが、泡立ちのよいタオル（74ページ）を使うと、その差は減少しました。泡立ちタオルを上手に使うなら、セッケンの価格差はかなり埋めることができます。

ただし、香りの違いは歴然。価格の違いは、使用感にきちんと反映されているなあと実感しました。

まとめ

高価なセッケンには、泡立ちや香りなど「抜群の使い心地」がある。

point 24

「ふつうのセッケン」と「殺菌セッケン」、何がちがう？

前出のセッケン博士・髙柳さんに、さらに質問を続けました。

殺菌成分の入っているセッケンってありますよね。不思議なんですが、小学校のころ、手を殺菌するのにセッケンで洗え、って言われていました。**セッケン単体に除菌能力があるのに、わざわざ殺菌成分を追加する理由**って何なんでしょう。

髙柳さんは相変わらずニコニコしてます。

「はいはい。そうですね。セッケンには殺菌効果があります。セッケンのアルカリ分には、菌のタンパク質などの成分を溶かす能力があるんです。温泉で『美人の湯』って言われるところの多くは、アルカリ泉です。人間の皮膚のいちばん表面にある角質部分のタンパク質を、アルカリ泉がほんのわずか溶かすことで、皮膚の表面がつるつるしてきます。同じことを菌に行なうと、タンパク質などの成分が溶けてしまう。つまり死んでしまうわけです」

へえ。**セッケンの除菌って、菌を溶かしているんですね。**

「溶かすにはちょっとだけ時間がかかります。ところが、セッケンに殺菌成分が追加されていると、事情が違ってきます」

どう違うんですか。

「簡単に言うと、セッケンより速くやっつけます」

えっ、速さが違うわけですか。

「**殺菌剤は、菌をすばやく死滅させるわけです。**また、皮膚の表面に残り、持続性もあります。**そこが殺菌剤の入っていない通常のセッケンとの大きな違いですね**」

なるほど、殺菌剤は手っ取り早くて強力です。とはいえ、ふつうのセッケンでも菌は死滅できるわけです。

じつのところ、**菌は加齢臭には直接の関係はありません。**ただし、**人間の体が放つ体臭にはものすごく関係が深い**のです。皮膚から出た汗自体には、ニオイがありません。それが菌で分解されることで、ツンとした体臭になります。足のニオイ、ワキの下のニオイなどのおもな原因がこれです。

殺菌剤入りのセッケンを使うことで、皮膚の菌をすばやく死滅させることができ、殺菌効果も持続する。これはこれで、**体臭の抑制法としては大変に有効**なのです。

この話には、髙柳先生からの追加情報があります。

「皮膚表面につねにいる『常在菌《じょうざいきん》』は、死滅してもすぐに繁殖《はんしょく》します。毛穴の中から出てくるというイメージですね。完全に菌の数をゼロにしても、15分ほどでまた皮膚表面には菌が現れるんです」

無菌状態が続くと、新たな菌と出合ったときに抵抗力がなく、人間はとても病気にかかりやすくなってしまいます。なので、人の体は「常在菌」で覆《おお》われているのです。この常在菌は健康なときなら疫学《えきがく》的な悪さはしませんが、ある程度の体臭の源にはなっています。

そこに、新たな病原菌やウイルスなどが付着したときには、常在菌と一緒に殺してしまっていいわけです。しばらくすると、常在菌は何事もなかったようにしらーっとまた現れるわけです。

人間の体の仕組みのすごさには驚かされます。
また、体臭の除去が簡単でないのは、この常在菌のせいでもあるわけです。

まとめ

殺菌セッケンは、ふつうのセッケンより菌をすばやく殺し、しかも皮膚の表面に残って殺菌効果が持続する優れもの。

point 25

頭皮の皮脂を中和するセッケン

ペリカン石鹸「HARI《ハリ》-HAIR《ヘア》」解説

ペリカン石鹸のヒット商品に「泥炭石《でいたんせき》」というセッケンがあります。「微粉末の炭でサッパリ」「天然の泥でしっとり」とバランスよく洗い上がる感覚が人気の、ロングセラー商品です。

ところが、このセッケンの売り上げを、瞬間的には10倍以上うわ回る超ヒット商品が出ました。

２０１４年に発売された「ニキビを防ぐ　薬用石鹸　ＦｏｒＢａｃｋ《フォーバック》」。これは、女性の背中のニキビ専用のセッケンです。日本国内の人気に引っ張られて、海外でも売れ行きに火がつきました。こんなピンポイントで効果を訴求する商品が、売れに売れたというのは興味深いことです。

ペリカン石鹸では、この「背中ニキビ専用」の大ヒット以降、体の部分洗いセッケンを、何種類も出しています。

毛穴が目立つ「いちご鼻」を洗う専用「ドットウォッシー洗顔石鹸」。

おしり洗い専用の「恋するおしり　ヒップケアソープ」。

夏になると気になる二の腕のザラザラを重曹で洗う「二の腕ザラザラを洗う重曹石けん」。

ガチガチ硬い足の角質をケアし、黒ずみヨゴレとニオイを取る「フルーツで洗う足の石鹸」。

これらは、いずれも女性用です。そして、男性用の部分洗いセッケンも続いて企画されました。

「男の髪　悩む前に石鹸で頭皮ケア」と訴えるのは頭皮洗い専用セッケン「ＨＡ《ハ》ＲＩ《リ》ＨＡ《ヘ》ＩＲ《ア》」（700円＋税）です。２０１６年に発売になっています。

もともとペリカン石鹸では、男性の加齢臭に対処するための全身洗い用セッケンを、OEM生産（他社ブランドで販売すること前提の生産）しています。他社に供給している商品とバッティングする、加齢臭対応の全身用セッケンは出しにくかった、という事情があったのではないでしょうか。さらに、ピンポイントセッケンのブームが到来したので、頭皮限定「HARI《ハリ》HAIR《ヘア》」が発売されたのでしょう。

商品の訴求コピーは「ハリあがる髪に。」というもの。

「ハリあがる」とはどういう意味でしょう。

洗い上がりがサッパリと突っ張ることで、髪の毛一本一本がシャッキリと張りが出て根元から立ち上がる、そんな意味が「ハリあがる」という言葉にこめられているようです。

さらに注目したいのは、ペリカン石鹸が「しつこい皮脂汚れを洗うには固形セッケン」と言っていることです。皮脂汚れは酸性なのですが、固形セッケンは弱アルカリ性。皮脂汚れの酸性を中和することでしっかり洗えるというのがその理由です。

実物のセッケンを見てみると、真っ黒です。

これは炭や泥などの成分を入れているから。

泥の成分は3種類。「ベントナイト」「マリンシルト」「モロッコ溶岩クレイ」が皮脂を吸着します。そして「竹炭」「活性炭」という2種類の炭が洗浄を助けます。

柿渋の成分も入っていますので、皮脂の酸化を抑制し、加齢臭を防ぐという役割も期待できます。

実際に使ってみると、泡立ちのよさに驚きます。

泡立ちタオルなどを使わずに、濡らした頭にくるくるとこすりつけるだけで、きめの細かい硬めの泡がぶわーーーっと立ちます。

筆者はここで、洗髪用のブラシを使って地肌まで洗います。さらに、2度洗いもしますから、泡はさらに細かく、しっかりと立ちます。

ペリカン石鹸が
「男性用の頭皮毛穴ケア」に
特化して開発した固形セッケン

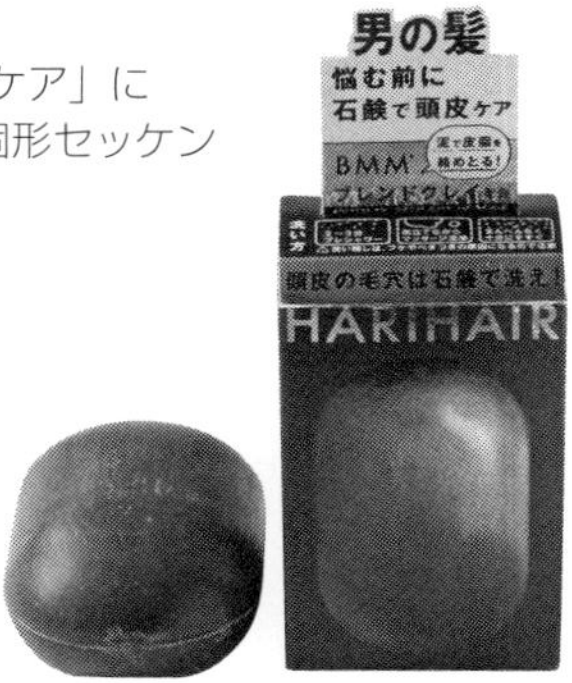

HARIHAIR〈ハリヘア〉

2度目のセッケンは、すこし頭にこするだけで、泡が簡単に立ちます。女性が使う高級洗顔セッケンのようなしっかりとした泡なので、もったいないから顔面や首筋まで洗い、結局このセッケンの泡で全身を洗ってしまいました。

ここだけの話ですが、このセッケン、体を洗うのもまったく問題ありませんし、「柿渋」「泥」「炭」などの成分は、体全体の加齢臭にもしっかりと対応してくれるはずです。

この商品、店頭では見つけにくくなっています。筆者は何個かペリカン石鹸の販売サイトで購入して、確保しておきました。高級セッケンの宿命で、軟らかく溶けやすくなっています。セッケン箱で保管しないと、あっという間になくなってしまいますから、気をつけてください。

まとめ

頭皮の皮脂を吸着し、皮脂の酸化も抑制する頭皮専用のセッケンがある。余った泡は全身に使おう。

point 26
ニオイに不利な男性の汗も加齢臭もこれで解決

☀ 資生堂「エージーデオ24　メンズオフィスデオ」解説

資生堂が「加齢臭まで洗い流す！」と販売しているのは、セブン&アイ・ホールディングスと共同開発し、セブン-イレブンで販売している「エージーデオ24　メンズオフィスデオ」シリーズです。

資生堂は加齢臭をもっともよく知っているパイオニア企業で、以前は女性向け・家族向けの加齢臭対策商品を出していました。

そして、2015年からは男性にターゲットを絞っています。

「ターゲットはセブン‐イレブンに来られる、働き盛りの男性のお客様。40代が中心です」

こう語るのは、資生堂の化粧情報開発センターの草場健太郎さんです。草場さん自身、ターゲットの中心世代で、加齢臭がしっかりと出てくる年ごろです。

資生堂の資料によると、男性は女性よりもニオイの点で不利だということがよくわかります。

「男の皮脂量は女性の2倍ある」

「(女性より)汗の量が多い」

「(女性より)ワキのニオイ菌の割合が高い」

ターゲットとなる40代は、3つの要因が絡み合うようにしてニオイを発していま す。それをすべて解決しようというのが「エージーデオ24 メンズオフィスデオ」シリーズです。

資生堂がもっとも得意としているのは、加齢臭の原因物質・ノネナールへの対処です。

この商品では「パワー消臭技術」と呼ばれる、強力な有機化合物を微量使い無臭化する技術を用いています。

そして、他社にはない「ニオイチェンジ機能」があります。

これは「ハーモナージュ効果」と以前言っていたものです。

洗っても取れない微量のニオイや、新たに発生してくるニオイを、香料の一部に取り込むことで、心地よい香りに変えてしまうというやり方です。

香水などの魅力的な香りを分析していくと、必ず微量に悪臭の成分が入っています。これによって、香りの個性が引き立つわけです。この仕組みを応用して、あとから加わるであろう微量の悪臭を、よい香りの一部としてしま

資生堂とセブン＆アイが共同開発し、
セブン-イレブンで販売している
「エージーデオ24　メンズオフィスデオ」シリーズ

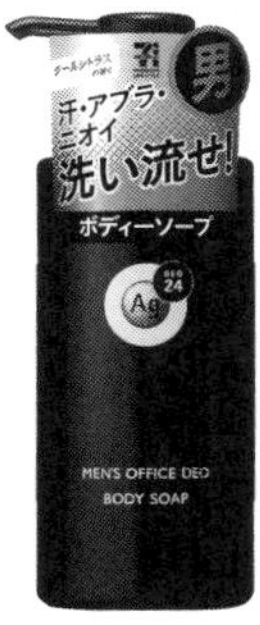

ボディーソープNa

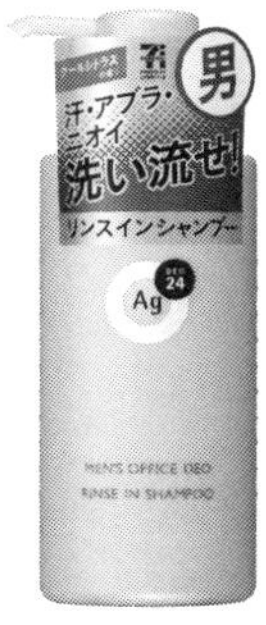

リンスインシャンプー

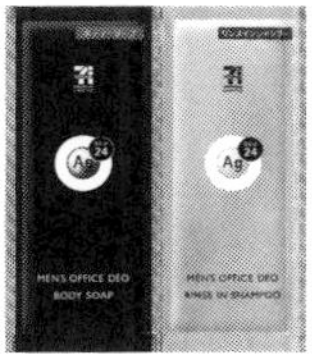

ボディーソープ＆リンスインシャンプー

う香料設計を行なっています。

こうした試みは、女性向け、家庭向けの商品で実用化されていましたが、この商品では、男性に特化して、新たに香りの処方を行なっています。

実際に使ってみると、シャンプーやボディソープの香料は、非常にほのかなものです。鼻を肌に近づけてかがないと、ニオイは感じないかもしれません。よくある「香りの強すぎるシャンプー」とはまったく異なります。

その微量の香りに、存在感があります。

単なるメントールの香りとは違い、都会的な、オトナの香りと言ったらいいのでしょうか。とはいえムスクのような重い香りとは違う、不思議な雰囲気。ニューヨークの高級ホテルの暗い廊下の雰囲気、とでも言えばいいでしょうか（行ったことはありませんが）。

この、ほのかな香りが残って、男性の体臭と混ざり合い、うまい具合に変調させてくれる。「ニオイチェンジ機能」は、面白いものです。

そして、２０１７年の夏から、商品のラインアップが一部変更になりました。いままではシャンプーとコンディショナーが別だったのが、一体になったのです。考えようによっては、忙しい時間帯でも、洗髪と保湿が一気にできるようになったわけです。

ターゲット世代まんまん中の草場さんは、ボディソープやリンスインシャンプーを、どのようなタイミングで使っているのでしょう。

「夜寝る前に風呂に入っていますが、朝起きて、会社に行く前にもシャワーを浴びています。リンスインシャンプーで髪を洗い、ボディソープで体を洗うのが毎朝の日課です」

朝のシャンプーと体を洗うことで、ニオイの心配をなくす、ということですね。

「いえ、このほかに『メンズオフィスデオシート』という超大判の拭き取り用シートもあります。午後になったらこれで顔も体もしっかり拭き取っておけば安心です」（草場さん）

この商品で、何より重要なのは、全国のセブン‐イレブンで時間を選ばず購入できるということです。体臭に悩んでいる方にとっては、近所のコンビニに、いい商品がある時代になりました。

お泊まりで、体臭が心配な場合には、一回使い切りの「ボディソープ＋リンスインシャンプー」パックも販売されています。さらに、ワキのニオイが心配なら「エージーデオ24 デオドラントスプレー」も購入できるはずです（164ページ）。

資生堂が働き盛りの男性に向けて、いままでの加齢臭に対する知見を盛り込んだ商品。いつでも、誰でも、どこでも購入できる。また、お試しで少量買うこともできる。

加齢臭対策は、こうした商品から始めるのがいいかもしれません。

まとめ

汗と加齢臭が気になったら、コンビニに行こう。

point 27

透明感のある洗浄でミドル脂臭を消す

※マンダム「ルシード　ニオイケアシリーズ」解説

マンダムの、ミドル脂臭《ししゅう》対応商品の構成はシンプルです。「ボディソープ」「シャンプー」「コンディショナー」この3つが基本になっています。

いずれも「無香料、無着色」ですが、メントールの香りが爽やかに感じられます。マンダムではミドル脂臭だけでなく、加齢臭も汗くささもケアできるとしています。

まず注目したい成分は「植物フラボノミックス」です。「フラボノ」というのは「フラボノイド」の略ですね。

これは植物に含まれている色素のことで、表皮で紫外線をさえぎる役割を果たし、消臭、抗酸化の効果があるといわれます。マンダムでは、「カンゾウ抽出末」「桂皮エキス」を合わせたものを植物フラボノミックスと呼んでいます。

そして「緑茶エキス」も配合されています。

緑茶エキスにも、消臭効果と抗酸化効果があるとされています。

また、ニオイ菌については、殺菌成分（イソプロピルメチルフェノール）が発生を防ぎます。

植物性のフラボノ成分と緑茶により抗酸化と消臭を行ない、殺菌成分による殺菌というパターンです。

ミドル脂臭の原因は、汗の中の乳酸が菌により分解して発生した「ジアセチル」が、皮脂を細菌が代謝して発生する中《ちゅう》鎖《さ》脂肪酸と結びついて発生しますが、その要素すべてを洗い流すという作りになっていますし、その他の汗や菌も対処できます。

「薬用デオドラントボディウォッシュ」を使ってみると、無香料・無着色でサッパりとした洗い上がりです。

ボディソープ自体も無色透明なので、風呂上がりの実感としては、なんだか自分に透明感が出てきたような気分になります。

そして、ミドル脂臭の発生源である頭を洗うのは「薬用スカルプデオシャンプー」です（洗い方は61ページ）。「分岐型ノニオン活性剤」という3種の界《かい》面《めん》活性剤を配合しています。これをマンダムでは「ディープクレンジング処方」と言っており、毛穴に詰まった皮脂まで除去するそうです。

そして「ヘア&スカルプコンディショナー」で頭皮を保湿します。

無香料・無着色の製品なので、余計な香

マンダムの「ミドル脂臭」対応商品

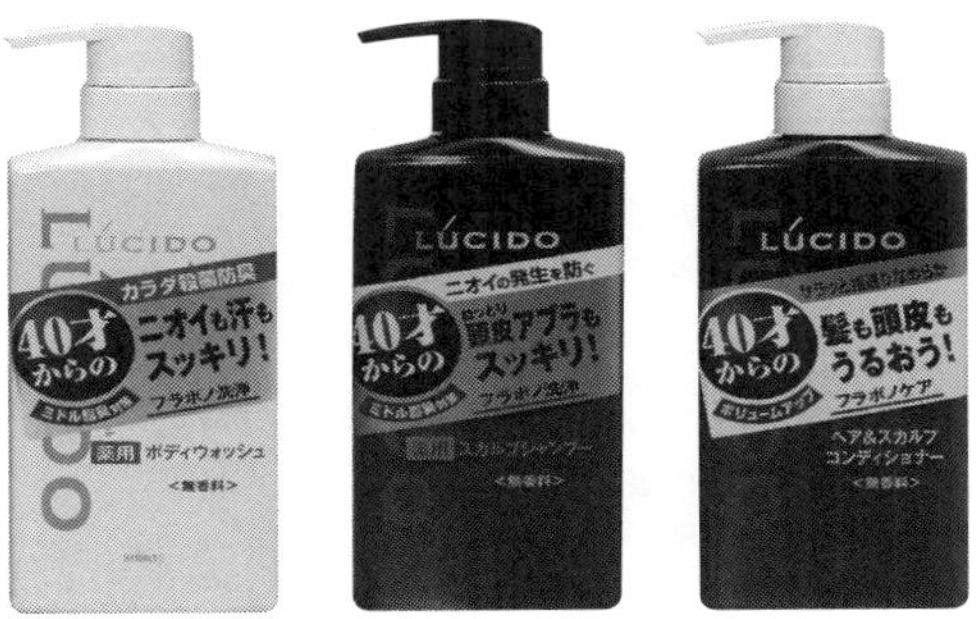

ルシード　薬用デオドラントボディウォッシュ（左）
ルシード　薬用スカルプデオシャンプー（中）
ルシード　ヘア＆スカルプコンディショナー（右）

りがつくこともありません。純粋に「ミドル脂臭」「加齢臭」「汗くささ、ワキくささ」を除去したいという人にはおススメです。また、お好みの香水などがある場合にも、バッティングすることはありません。そういう点では、女性にもおススメしたい商品です。

まとめ

ニオイを消すことにこだわったら、無香料になった。ミドル脂臭も加齢臭も汗くささも、一挙に洗い流そう。

point 28

美容室・理容室発、男女共用のニオイケア&保湿商品

フィヨーレコスメティクス「ファシナート」解説〈その1〉

理容室や美容室で使われる、プロ用洗髪料やコンディショナーなどを扱う総合商社に、「滝川《たきがわ》」という会社があります。一般の人には知られていませんが、理容室や美容室のスタッフなら、知らない人のほうが少ないかもしれません。

滝川が、アンチエイジングの頭髪用化粧品の研究・製造をするために、2008年に会社を立ち上げました。それが「フィヨーレコスメティクス」です。

この会社では、製品の説明などに「加齢臭」という言葉はいっさい使っていません。

ただ、「ファシナート」というブランドでは、アンチエイジングに対応したシャンプーなどを数多く開発し、ニオイケアをがんばっています。

嬉しいことに、女性向け、ではなくてユニセックス（男女共用）です。

「アンチエイジング」、直訳すると老化防止を意味します。

年齢を重ねることで人間の体に起きてくる変化をいかにして食い止めるのか、ということ。ニオイケアについても加齢による変化を食い止めることが大切なのです。

ファシナートの商品は、理容室・美容室を通じて購入する仕組みです。なので、ドラッグストア店頭では見ることがありません。商品を消費者に直接販売をしない仕組みですから、現場の美容師さんに支持されないと売れないという宿命をもっています。ところが、この会社のニオイケア商品は、ずっと売れ続けています。これは、どうしてでしょう。フィヨーレコスメティクスで研究開発を行なっている越川龍治さんは、興味深いエピソードを教えてくれました。

「美容師さんは、お客様の頭に日々接しています。当然、お客様のニオイにも日々接しているわけです。たとえば『今日はシャンプーしてきたから、ブローだけお願いします』というお客様の頭にドライヤーの熱風を当てると、人によってはとてもとても強烈なニオイを発するそうです」
（越川さん）

「これは、まずい」「このニオイ、なんとかしないと」。こう思うことがいちばん多い職業が、理容師さんや美容師さんというわけです。

とはいえ、お客様に「アタマがクサイ」とは言えません。そこで「アンチエイジングにいいシャンプーなんです」と、この商品を紹介することもあるでしょう。現場の切実な体験に支えられていたからこそ、ファシナートは定番商品になってきました。

美容室や理容室で売られる商品ですか

フィヨーレコスメティクスのエイジングケア、
ニオイケアのシャンプーとトリートメント

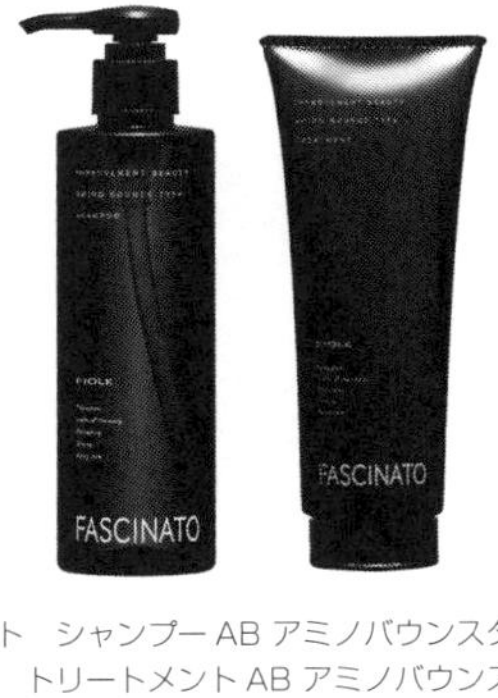

ファシナート　シャンプーAB アミノバウンスタイプ（左）
ファシナート　トリートメントAB アミノバウンスタイプ（右）

ら、中心は「ヘアケア」商品であることは間違いありません。とはいえ「ボディケア」の商品「ボディウォッシュデオ ソープ」（1800円＋税）も人気があります。透明な液体で、控えめな香りがつけられています。赤ちゃんのときに感じた、お母さんの香りのような、ほっとする、ナチュラルな香りです。これなら男性でも女性でも関係なく使えます。

ファシナートのシリーズには、共通してニオイケア・エイジングケアをする成分が入ってます。

「消臭効果のあるヘマチン」

「抗菌・消臭効果があるカキタンニン」

「ビタミンA、B、C、Eのコンプレックス（複合体）」

「抗酸化作用の強い、アルプス産オーガニックハーブエキス」など。

さらには、「糖とタンパクの反応を阻害する抗糖化成分（セイヨウオオバコ種子エキスほか）」なども含まれています。

「基本的にはこうしたニオイケア成分は、保湿の役割があります」（越川さん）

保湿をすることで、余計な皮脂が分泌されるのを防ぐ。さらに抗糖化、抗酸化によって、皮脂が酸化・糖化するのを防ぎ、新たなニオイの発生を抑えていると理解できます。

当然、ボディソープにもこれらの成分が入っていますし、洗い流したあと、風呂上がりに保湿のために使う乳液「デオモイスチャー ミルク」（1800円＋税）にも同じ成分が入っています。

洗う、保湿するという2段階の中で、重ねてニオイケアができるわけです。

ところで、ボディソープをこの会社が扱うのはよく考えると不思議なことです。なぜなら、理美容室とボディケア商品は、基本的には関係ないからです。

フィヨーレコスメティクスのエイジングケア、ニオイケアのボディウォッシュと、風呂上がりの保湿用ミルク

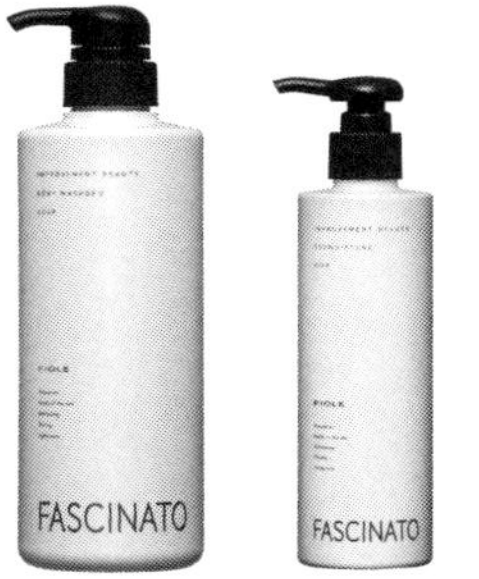

ファシナート　ボディウォッシュデオ ソープ（左）
ファシナート　デオモイスチャー ミルク（右）

ところが、この商品をまずはお客様向けではなく、理美容室のスタッフ向けにテスト販売をして「お試し」を募ったところ、そこから人気が出はじめたというのです。

「他人のニオイを感じることの多い理美容室のスタッフの方々は、自分自身のニオイケアにも敏感で、ボディソープでのニオイ抑制にも理解があったようです」（越川さん）

他人のクサさを知っているからこそ、自分の体臭をきちんとケアしておきたい。そういう需要がまずあったというわけです。

ボディソープを使って体を洗ったあとに、乳液でしっかりと肌の保湿をしたい。こういう使い方は、女性に多かったとは思いますが、男性でもここまでやれば、ニオイ抑制には絶大な効果があるはずです。

まとめ

頭も体も、洗って同時に保湿。さらに風呂上がりの乳液保湿で万全のニオイケアを。

point 29

洗髪のあとに「プラスオン」することのメリット

☀ フィヨーレコスメティクス「ファシナート」解説〈その２〉

美容院や美容室など、ヘアケアの現場で売られている、ファシナートのメインの商品は、もちろんシャンプーと、トリートメントです。

髪の毛が多くて、クセがあるような人に向けた、髪のボリュームを抑える「アミノコントロールタイプ」のシャンプーとトリートメントは赤いボトル。

髪の毛が少なくて、ペッタリとしてしまいがちな人に向けて、ボリュームとハリ・コシを与える「アミノバウンスタイプ」のシャンプーとトリートメントは青いボトル。

髪質によって2種類のものから選択ができます。

いずれにしても「ファシナート　シャンプー」（1800円＋税）で髪を洗ったあとに、「ファシナート　トリートメント」（1800円＋税）で頭皮と髪のケアをします。ニオイケア成分の入ったシャンプーで洗い、さらに同じ成分の入ったトリートメントを使い、洗い流します。**ここで、筆者が気づいたのは、ファシナートにはここから先に使う「プラスオン」商品が多いということです。**

男性向けのシャンプーやリンス、ボディソープなどは、使ったあとに洗い流して終わり、というのが通常です。ワキの下のスプレーや、ボディシートなどは例外で、成分を肌に付着させたあとは、洗い流しません。これは、成分がその場にとどまって、ニオイを防いでくれるような安心感があります。

ファシナートにも、「プラスオン」して、その後洗い流さなくていい商品がいくつかあるのです。

代表的なものが頭皮用トリートメント「ルーツリフト ローション」です。

「ルーツ」というのは毛根部のことでしょう。「髪の根元から美しく、ふわりとリフト」と説明には書いてあります。

シャンプーが終わって、風呂上がりの頭皮に、10~20プッシュして、指先でマッサージをします。毛根部から髪の毛に働きかけて、髪のボリュームケアをしてくれます。

髪のボリューム以上に、ここで注目したいのは、ニオイケア成分です。この製品にも、カキタンニンをはじめとした成分がしっかりと保湿し、余計な皮脂が分泌することを抑制してくれます。さらにはその場にとどまって抗糖化・抗酸化を行なうので、ニオイの抑制になるはずです。

頭の地肌に使う「プラスオン」商品のほかに、髪の毛に使う「プラスオン」商

頭皮や頭髪にプラスオンするニオイケア

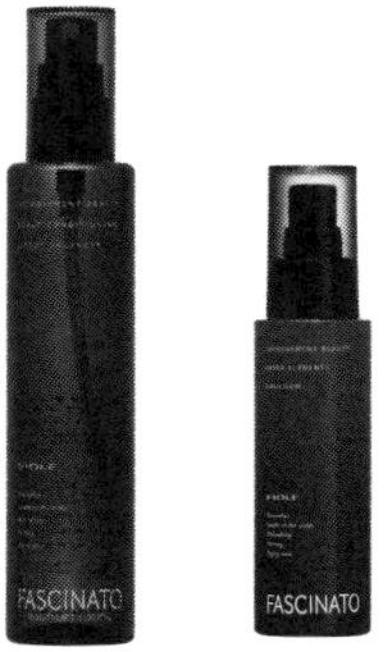

ファシナート　ルーツリフト ローション（左）
ファシナート　インナーエレメンツ エマルション EX（右）

品もあります。「インナーエレメンツ エマルション」は、風呂上がりで乾かした髪の毛に使うことで、髪の保湿ケアをするものです。

「髪の毛の中から脂が分泌することはないのに、髪は脂っぽくなります。これは、地肌の脂汚れを毛細管《もうさいかん》現象で吸い上げてしまっているからです」（越川さん）

地肌用のルーツリフト ローションは、粘度の低いさらさらした液体で、頭皮に直接プッシュしますが、頭髪用のインナーエレメンツ エマルションは、ちょっとドロッとした粘度の高い液体で、髪の毛にしっかりとくっつきます。乾くと髪の毛はサラサラになります。

髪の毛の表面で皮脂が酸化する前に、こうした「プラスオン」をすることで、ニオイを防ぐ。これは家を出る前に、シャワーを浴びたあと、最後に「だめ押し」として使いたいと思います。

まとめ

ニオイケア成分を、外出前に「プラスオン」しよう。

point 30

頭皮の毛穴まで洗える「頭皮洗浄ブラシ」

☼ライオン「PRO《プロ》 TEC《テク》 頭皮洗浄ブラシ」解説

この本の元となった『加齢臭読本』は２０１２年に出版されています。

そのときはまだ、各メーカーともに「頭皮から出る皮脂が酸化すること」への対応は、ほとんどできていませんでした。

その後マンダムが「ミドル脂臭」という30～40代特有のニオイの原因成分を解明し、後頭部がニオイの発生源ということを突き止めたあたりから、頭皮の脂を取り去り、酸化を防ぐという習慣は普及してきました。

体臭を防ぐために重要なのが「頭皮の洗い方」というわけですが、ここで筆者が強くおススメしたいのは「頭皮洗浄ブラシ」を使うことです。まだ使っていない、という人はぜひ購入してください。

頭皮の根元にある皮脂汚れ。これを指先で洗うだけでうまく取れるのか。これは、相当に難しいと筆者は思っています。

ほうれん草を食べたあとに、歯みがきをすると、かなりの確率で歯ブラシの毛の根元に、緑色のほうれん草が引っかかります。これ、取るのが大変です。水流などでも取れなくて、最後はつまようじで突っ付いて、ようやく外すことができたりします。

だとすれば、髪の毛の根元にあって、頭皮にこびりついた皮脂汚れも、同様に取れにくいはず。指先だけではなく、ぜひブラシで洗ってみてください。

ライオンは「システマ」というブランドで歯周病対応の歯ブラシなどを出している会社です。システマの歯ブラシの特徴のひとつは、先が細く細くなった超極細毛です。

このシステマの超極細毛を、頭皮洗浄ブラシに応用したのが、「PRO《プロ》 TEC《テク》 毛穴クレンジングブラシ」です。

細かい毛先が、毛穴の中までとどき、皮脂を取り除いてくれるという商品です。

使ってみると、細かい毛が地肌まで届き、しっかり洗えることが実感できます。

ただ、この超極細毛は、硬めの作りになっていますから、これだけでゴシゴシとこするように洗いすぎると、頭皮を傷めてしまうかもしれません。

姉妹品の「PRO　TEC　頭皮ストレッチブラシ」には、この超極細毛だけではなく、太くなったパーツがあり、「押し込みマッサージャー」と呼ばれる部品が上下に動いて頭皮

ライオンの頭皮洗浄用ブラシ

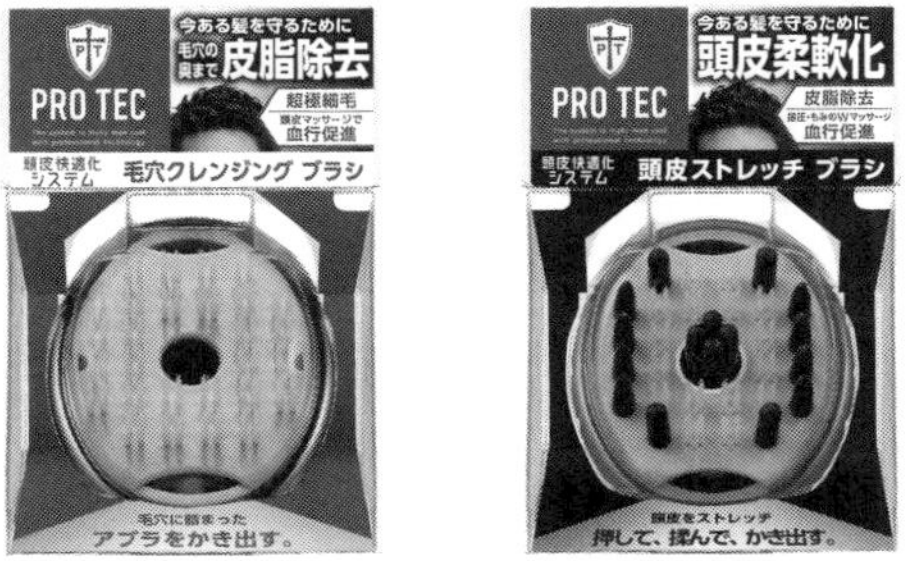

全面超極細毛タイプ「PRO TEC 毛穴クレンジングブラシ」（左）
W マッサージで頭皮を柔軟化する「PRO TEC 頭皮ストレッチブラシ」（右）

を指圧し、「もみマッサージャー」が前後左右に動いて頭皮をもみほぐすので、頭皮への刺激はかなりマイルドになっています。

筆者が使っているのは花王「サクセス　頭皮洗浄ブラシ　やわらかめ」（65ページ）ですが、こうした太くてやわらかい樹脂を使っている場合には、頭への刺激がさらに優しくなるはずです。なので、ガンガンに2度洗いしても大丈夫です。

ブラシはその硬さや材質によって、使い方は異なります。

自分の頭の状況を考えながら、最適のものを選んで、頭皮洗いに生かしてください。

まとめ

歯ブラシの技術を応用した超極細毛で、毛穴までしっかり洗おう。

第3章

加齢臭が消える「保湿習慣」と、「ワキ臭対策」

point 31

お風呂上がりの「乳液」習慣

筆者の肌の特徴を挙げてみます。

①鼻の脇、胸の中間などで脂が出やすい。指先で触るとしっとり濡れるくらい。
②冬でも皮膚がかゆくならない。風呂で体をしっかり洗って、そのままでいても、寒い時期などに布団の中で背中がかゆくなったりしない。
③肌はもちもちしていて、ささくれなどができにくい。

ポイントになるのは、「乾燥した季節に皮膚がかゆくならない」ということです。

これは、脂性肌《あぶらしょうはだ》の人の大きな特徴なのではないでしょうか。

「体を洗ったあとは、きちんと肌の保湿をしましょう。風呂上がりの体には乳液を塗って保湿を心がけてください」と、肌のプロの人は言います。

これは、風呂でセッケンを使って余計な皮脂を取り去ったあとの一般的注意です。ところがこれは、「ドライ」肌の人が肌のかゆみを抑えるためにやる肌ケアと同じやり方なのです。

筆者も冬場に肌がかゆくならないのですが、ローションや乳液を導入しています。体の洗い方のところで書きましたが（70ページ）、セッケンで洗ったあとに放置しておくと、体は皮脂が取れた皮膚に対して新たな皮脂を分泌しはじめます。いくら洗っても、取っても取っても脂は供給されるわけです。

その体をだますための、肌への「乳液」補給作戦です。

薬局で１４０４円で買った、**花王の「キュレル」**という乳液（商品にはローションと書いてありますが、透明なローション状ではなく、乳化した液体です）を筆者は使っています。キュレルというのはシャンプーの売場にも、化粧品の売場にも置いてあります。無香料の商品で、脂が不足した肌に「セラミド」と呼ばれる脂質を供給し、保湿してくれます。

家族全員で使える、赤ちゃんから使えるというのがこのローションの売りなので、おじさんが買っても恥ずかしくありません。しかも、比較的安いので、顔よりも範囲の広い、全身で惜しげなく使えます。

「乳液」というのは、油と水を勢いよく攪拌《かくはん》するとできます。

つまりは、混ざり合わないはずの油と水がお互いに細かくなって、混ざり合って、分離しない状態になっているわけです。これを風呂上がりの皮膚に塗ると、皮膚はセッケンで失った皮脂が供給されたと思い、しっかりと吸収します。なので、脂性でも余計な皮脂は分泌されません。

もし、乳液をつけないと、どうなるか。40歳も過ぎていれば、また、皮脂がばっちりと供給されます。これが酸化するといやーな加齢臭になるわけです。乾性肌の人は、皮膚が乾燥して、かゆくなります。**肌のタイプはどうであろうと、風呂上がりに乳液を使って保湿するのは大切**だということがわかります。

まとめ

脂ギッシュなおじさんこそ、入浴のあと、乳液で保湿しよう。

point 32

「顔のニオイ」対策、してますか？

「奈良さん、顔面が脂《あぶら》クサイって、わかりますか」

筆者の友人でこういうことを言う人がいました。

「髪の毛とか、頭の地肌とかケアしていても、顔面の脂が酸化してニオイが出る人っているんですよね」

ぎょっとしましたが、思い当たるところがあります。確かに顔を洗うたびに「ずいぶん皮脂が出てるなあ」と思っていました。

入浴のあとに保湿が問題になるのは、ボディだけではありません。顔の脂は、相手の顔に近いので、ニオイとして感知されやすいのです。

顔はセッケンを使ってしっかりしっかり洗っていても、すぐに脂が出てきます。

とくに皮脂の分泌量が多いのは、ひたいから鼻にかけての「T《ティー》ゾーン」です（59ページ）。これが酸化したらニオイが出るのは当たり前です。

フィヨーレコスメティクスのアンチエイジングブランド、ファシナートが2017年4月に発売したのが、スキンケアの商品です。ラインアップの全商品に、ニオイ対策の成分が入れられています。

ホイップ状の硬い泡が出て、毛穴までキレイにしてくれる「スキンウォッシュフォーム」。この泡でTゾーンを中心に、まずしっかりと洗う。

肌を保湿する「スキンローション」。これにはサッパリした「ライト」と、粘度の高めの「モイスト」があります。

紫外線のダメージをやわらげる「サンプロテクト UVミルク」。これは髪の毛にそのまつけることで、「洗い流さないヘアトリートメント」として使えるというユニークなもの。

この中で、ニオイと関係がとくに強そうなのが「スキンローション」です。

女性にとっては、化粧水を使った保湿は当たり前のことでしょうが、男性にとってはあまり経験がありません。ちょっとした実験をしてみました。

ボディペーパーのような、アルコールの入った拭き取りペーパーで、顔面をしっかり拭き取ります。脂をしっかりぬぐい取ると、その瞬間はサッパリします。

「あー、気持ちいい」思わず声が出ます。

これで放置しないで、すかさずスキンローションを顔につけます。

スキンローションの「モイスト」は、女の人がよく使っているシャバシャバの化粧水ではなく、粘度が高くてまったりとしたつけ心地です。両手に取って、顔面からアゴの下、首まわりから

顔のニオイケアに対応した
フィヨーレコスメティクスの
ファシナート　スキンケアライン

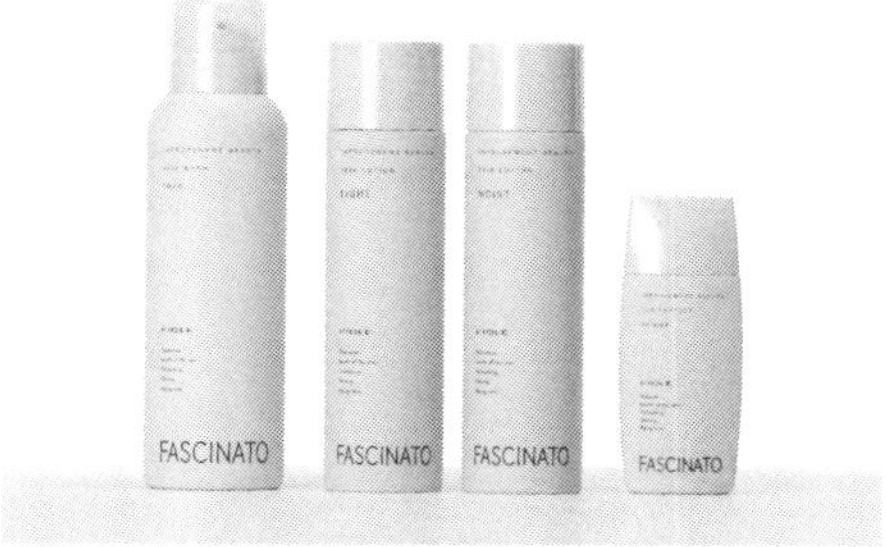

（写真左より順に）
洗顔料「スキンウォッシュフォーム」／化粧水「スキンローション ライト」
化粧水「スキンローション モイスト」
日焼け止めミルク＆洗い流さないヘアトリートメント「サンプロテクト ＵＶミルク」

後頭部の生え際ぎりぎりまで、たっぷりつけました。

いままでは、10分もすると、鼻の脇に皮脂がしみ出てきて、1時間もすると顔面がテカってきていました。

ところが、スキンローションで保湿をすると、テカリがありません。

顔全体が湿ったような、指先で触るともちっとした感覚があります。余計な皮脂が出ない、ということがわかりました。

しかもこの保湿成分に、ニオイを抑える成分が入っているというのが安心です。

オヤジの洗顔といえば、洗いっぱなしでした。

洗うだけではダメなのです。これからは、保湿も合わせ技にして、ニオイ対策をしたいものです。

まとめ

オヤジの洗顔も、保湿をセットにする。

point 33

ワキ臭を24時間ガードする凄いスプレー

取材をしていて、どうも気になっていたことがあります。体を洗って、しっかりとお湯で洗い流した肌に、新たな皮脂の酸化を防止するだけのポリフェノール成分は残ってくれるのでしょうか。

30代男のニオイを研究してきた、ライオン研究所の藤山さん（当時）は、

「プロテクのボディソープに含まれているメマツヨイグサの成分は、洗い流したあとも、ちゃんと皮膚の表面に残ります」

と言います。

これに関しては、ペリカン石鹸の高柳部長も同意見でした（116ページ）。しかも、

こんなわかりやすい説明もしてくれています。

「洗い上がりに、肌からセッケンの香りが立つでしょう。あれは水で洗い流されない香料が皮膚に残って、香りが立つわけです。香料は揮発《きはつ》してしまいますが、ポリフェノール成分はちゃんと肌に残って、皮脂の酸化を防いでくれます。だから大丈夫なんですよ」

セッケンに練り込まれた柿渋などのポリフェノール成分は、水で洗い流されながらも、一部が皮膚にかじりついて、がんばるわけです。

皮膚に残る、ということで忘れてはいけないのがワキの下用のスプレーです。

筆者がずっと愛用していたのは資生堂の「Ａｇ＋」（エージープラス）という商品でしたが、このブランドが、いつのまにか消滅していたことに気づきませんでした。**「Ａｇ＋」は２０１６年春にリニューアルを行ない、「エージーデオ24」と名前を変えていました。**

驚いたのは、Ａｇ＋という名前のときには使っていた「銀イオン」ですが、リニューアル後には使っておらず、まったく新しい処方になっています。

「いままでＡｇ＋を使い続けていたお客様には、違和感なく新商品に移行していた

だけました。また、モデルチェンジにあたって商品の効果に対しては、ご好評いただいています」（資生堂・草場健太郎さん）

商品の名称にもなっていた銀イオン（Ａｇ＋）は、新商品では使われていませんが、リン酸カルシウムに銀を結びつけた「銀含有アパタイト」が入っています。なので銀を意味する元素記号「Ａｇ（エージー）」が商品名には残っているわけです。

リニューアルにあたって、資生堂は、イメージや使用感をより高めるために、中身は完全に新しいものに変えていました。

「24時間」というキーワードを打ち出すにあたり、その倍に近い48時間でも、問題なく効果が持続するくらい性能を追求したはずです。

さらに大変だと思われるのは、ここ数年で巻き起こっている「ワキの下の汗じみ対策」ブームです。女性の間では、洋服のワキの下部分に汗が付着するのを徹底的に嫌うというのが常識になり、スプレーに対しての制汗《せいかん》要求は相当に上がっています。そうした要求をクリアしながら、リニューアルを成功させたわけです。

草場さんは、新製品の特徴について「新処方になり、粉末と液体の組み合わせで肌への密着度がアップしました」と教えてくれました。

スプレーのボトルに入っているのは、粉末だけではありません。その粉末が油分の入った液体と混ざっています。そして、有効成分が液体と粉末の両方に配合されているのです。

「リニューアルした商品は、油分で粉末を皮膚に密着させるので、高い効果が期待されます」（草場さん）

実際に「エージーデオ24」のスプレーを手の甲や腕などに向けて噴射してみました。これ、やってみるとびっくりします。

肌に噴射されるのは、「粉」ではありません。ビショビショの液体です。これが、みるみるうちに揮発して、乾燥していきます。すぐに皮膚の表面はサラサラに乾いて、細かい粉末が、ぴったり皮膚に密着しているのがわかります。

しかも、噴射した範囲に成分があるのに、白くなりません。成分はほぼ透明になって、しっかりと皮膚表面に残って、殺菌しながら汗を抑えてくれるのです。

人気なのは、無香料の商品で、大型のボトルに入ったものが、ドラッグストアなどで売られています。

スプレーではなく「直ヌリ」する「ロールオン」も発売されています。ロールオンは、ワキ毛の処理をしている女性にはいいでしょう。

また、飛行機では、スプレー缶の持ち込みが制限されてしまいます。筆者は「スプレー缶のキャップがない」ということが理由で、ワキの下用スプレーの機内持ち込みができなかったことがあります。旅行のときなどは小型で場所を取らない「ロールオン」がいいかもしれません。

2017年２月に発売された
資生堂「エージーデオ24 メン」

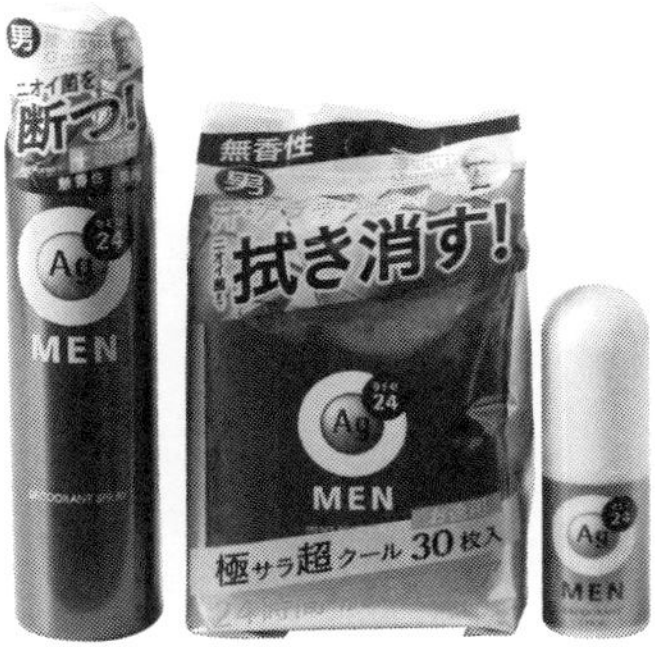

メンズデオドラントスプレー N（左）
メンズボディシート Nb（中）
メンズデオドラントスティック（右）

男性向けのニオイケアに特化したスプレー、ボディシート、スティックも、2017年2月に発売されています。「エージーデオ24 メン」です。

黒いボトルのスプレーはワキ毛の処理をしていない男性向けということもあり、噴射範囲が広くなっています。また、年齢によるニオイの変化に対応、ということで「ハーモナージュ香料」を配合しています。これは、体から出てくる微量な悪臭を、ニオイの設計の一部として取り込んで、魅力的な香りに変えるやり方です（133ページ）。

加齢臭・皮脂臭・汗のニオイに対して、肌の表面に残って活躍するのが、こうしたスプレーやスティックなのです。足の裏（足用のスプレーも売られています）、おへそなどの、とくにニオイやすい場所にはスプレーしておくといいでしょう。

まとめ

スプレーの有効成分が、皮膚にしっかり貼りついて、24時間ニオイに対応。

第4章

加齢臭が消える「食事習慣」&「サプリメント」

point 34

「常温で固形になる脂」を摂らない

さて、加齢臭の元が皮脂なら、皮脂の元となるものは食事です。

どういう食生活をすれば、加齢臭の出にくい体になるのでしょうか。そもそも、食事で加齢臭を抑えることが可能なのでしょうか。

結論から言えば、可能のようです。

もちろん、きちんと風呂に入ることなどをしないで、食事療法だけでニオイを抑えるわけにはいきませんが。

話を聞いたのは、株式会社エビータの代表取締役で、管理栄養士の浅野まみこさんです。

「ポイントはふたつです。まず、加齢臭の『原料』というべき皮脂の量を減らすこと。そして、脂質を酸化させないために、抗酸化作用のある食べ物を多く摂取することですね」

①皮脂をなるべく出さない（そのために、脂肪分の多い食べ物の摂取を控える）

②脂質を体内でも体外でも酸化させない

この2段構えというわけです。

「体内の過酸化脂質を減らすために、動物性の脂肪を減らすことが大切です。**常温で固形になる油脂類を食べないようにしてください。たとえば、豚の脂《あぶら》である『ラード』、牛脂の『ヘッド』、それから『バター』ですね**」

確かにこの3つは、常温で固まっています。とはいえ、バターをかじるとか、ラードをなめるとか、すき焼きで脂身のかたまりを食べたりとか、あまりやらないと思うのですが。

「奈良さんちょっと甘いかもしれませんよ。一度豚のバラ肉をかたまりで買ってきて、角煮を作ってみてください。煮上がった鍋が冷めると、表面が真っ白になりませんか」

あっ、確かにそうです。筆者が煮たのは、バラではなく肩ロースでした。その煮汁の表面が真っ白になって、それが全部脂でびっくりしたことがあります。肩ロースよりもバラのほうがもっともっと脂は多いでしょう。

「角煮だけじゃないですよ。焼き肉だってカルビなどの部位は脂が相当に多いです。あと、ものすごく脂が多いのが、コッテリ系のラーメンです」

そういう動物性の脂を摂取すると、どうなるんですか。

「腸から吸収された油脂は、体中をめぐり、代謝《たいしゃ》過程を経て、その一部は皮脂として分泌されます。食べる量と皮脂の量にはある程度関係がありますからね」

そういえば、タマネギを多く食べると、体がタマネギくさくなったりしますね。食べたものは、皮膚まで到達するんですか。

「知人の管理栄養士で、ニオイに敏感な人がいます。その人のご主人が、夜帰ってきて、何か皮膚がにおうらしいんですね。脂くさいだけではない何か。ふと思って『居酒屋かカラオケ行って何か変なもの食べてきたんじゃないの、挽《ひ》き肉を使った冷凍食品みたいなもの』と問いつめたら、案の定カラオケで肉だんごを食べてきたって白状したそうなんです。彼女は、挽き肉の油脂が酸化していて、汗や皮脂の中からにおってきた、と分析しています」

食べたものがダイレクトに肌からにおう。これは想定できます。

「すべての油がダメというわけではありません。定量を摂《と》っていただきたいものもあります。たとえばオリーブオイル、魚の油などです」

動物の脂はダメだが、魚や、植物由来の油脂の中にはいいものもあるということです。

でも、なぜオリーブオイルはいいのでしょう。

「酸化防止のためには、**抗酸化ビタミン**や、**ファイトケミカル**類を摂取してほしいのですが、エクストラバージンオリーブオイルはこの抗酸化ビタミンを含んでいて、さらには悪玉コレステロールを下げる働きもあります。オレイン酸が豊富なエクストラバージンオリーブオイル、魚の油、くるみ、チアシードなどは食べていただきたいものですね」

さて、重要なキーワードが出てきました。

「抗酸化ビタミン」と「ファイトケミカル」です。

「抗酸化ビタミン」と呼ばれるビタミンは、「ベータカロテン」（体内でビタミンAに変わる）「ビタミンE」「ビタミンC」などがあります。

「ベータカロテン」を大量に含むのは、**ニンジン、ホウレンソウ、カボチャ、トマトなど、色の濃い野菜**です。

「ビタミンE」を大量に含むのは、**エクストラバージンのオリーブオイルや、ゴマやナッツ**です。

「ビタミンC」を含むのは、**レモンなどの柑橘類**《かんきつ》**の果汁や、芽**《め》**キャベツ、ゴーヤー**など。

「トマトをスライスして、エクストラバージンオイルをすこしたらして、レモン果汁をたらして食べる」。こういう食事をすれば「抗酸化ビタミン」をたっぷりと摂ることができるようです。

それでは、「ファイトケミカル」とは何でしょう。

「ビタミン、ミネラル以外の近年発見された微量栄養素をこう呼びます。その中には**ポリフェノール類**がありますね。**リコピン、セサミン、茶カテキン**などが有名です」

なるほど。加齢臭を防ぐセッケンに含まれているポリフェノール類は、体内に取り入れることで、摂取した脂肪分が酸化するのを防止してくれるわけです。

体の表面で役に立つものは、体内に取り入れても同様に役立つということがわかりました。

まとめ

動物性の脂を摂ると、脂が体内で酸化し、加齢臭が。酸化防止には「抗酸化ビタミン」と「ファイトケミカル」が効く。

point 35

「肉より魚、魚より大豆」の食生活

動物性脂肪を摂取しない。ビタミンとファイトケミカル（ポリフェノールなど）をきちんと摂取する。基本方針はわかりました。

さらに浅野さんに聞きます。

「肉を食べることによって、余計な脂肪を摂ってしまいます。しかも、魚と大豆は不足がちです。**肉食から魚食に、さらには大豆へ**と、タンパク質の摂取方法を見直してみてください」

タンパク質は体を作る大切な資源ですが、摂取したタンパク質を体が取り入れるためには、さまざまな物質に分解していかなくてはなりません。

「食事で入ってきたタンパク質で分解しきれなかったもの、これが問題になります。

動物の肉の場合は、脂質も多く、代謝には時間がかかります。**腸内の悪玉菌がこれを分解することで、アセトアルデヒドや、アンモニア、インドールなど、刺激臭をもつ物質がたくさん作られてしまいます。腸内環境の悪化は体臭に直結してしまいます。**大豆から摂取できる、大豆サポニンは抗酸化作用ももっています。肉を食べるよりも豆腐を食べてください」

　これに加えて、納豆やヨーグルトなどの発酵食品を食べれば、腸内環境はよくなります。しかも、悪玉菌の活動を抑制することもできるようです。

なんだか、加齢臭を防ぐ食事って、体にいい食事と同じような気がするのですが。

「そうなんですね。気がついちゃいましたか。動物性脂肪を摂らず、肉より大豆。ビタミンとポリフェノールをしっかり摂る。ホントにこれを守れば、加齢臭が防げるばかりか、健康でスリムな体になることは間違いないです。ただ、減らしてもらいたいものは、まだまだあります」

　その減らしてもらいたいものとは、**アルコール**と**タバコ**、そして**ストレス**だそうです。

　どうしてこの3つが加齢臭にかかわるのでしょうか。

「せっかく摂ったビタミン、とくにCを消費してしまうんです。ニコチンとストレスがあると、ビタミンCはどんどん消費されてしまいます。また、アルコールは体内で分解されて、とってもくさい、アセトアルデヒドになるわけですから、これはニオイの元そのものを作っていることになります」

健康食と、ストレスのない生活。酒とタバコはやめる。加齢臭防止のポイントは、まっとうな健康食に含まれているというわけです。

まとめ

加齢臭対策には、魚、納豆、豆腐、味噌などの「日本の伝統食」が効く。酒、タバコ、ストレスは加齢臭の大敵。

point 36

揚げ物をやめて、サウナに行こう

最後にこれは注意してほしい、と浅野さんは言います。

「私も大好きなのですが、揚げ物は減らしてください。揚げ物は『加熱』『光』『酸素』という食品の酸化条件がそろっている調理法です。高温の加熱がなされ、空気にふれて、油に入れたときから酸化が始まっています」

もともと調理のさいに油にひたしているわけで、揚げたてのものであっても、避けたほうがいいに決まってます。

「お総菜を作る現場では、数日間この揚げ油を交換せずに使い続けたりするのが珍しくありません。そうなると最悪です。植物性の油だけでなく、酸化しにくいといわれるラードといえども茶色くなり、酸化してしまいます。

売れ残って安くなったものなどは、本当に避けていただきたいですね。**すでに酸化した脂の供給源であり、細胞にも傷をつけ、しかも体内脂質の酸化を促します。**加齢臭の原料としてはもっとも濃いものになります」

そうだとしたら、どうやって見分ければいいのでしょうか。

「見分ける必要はありません。**外食で揚げ物ばかり食べない。**これでいいと思いますよ。もちろんスーパーで売れ残って安くなったお総菜のコロッケ、トンカツ、唐揚げなども我慢してください。私が自宅で揚げ物を作るときは、油は1回で捨てています」

うーむ。筆者はカツ丼が大好きなんですが、やめたほうがいいようです。

「あとは、サウナとかに行って、汗を流すのもひとつの方法です。散歩やジョギングなど有酸素運動も効果的です。代謝がよくなります。また、単純に汗を出すのも、汗腺《かんせん》のつまりが取り除かれますので、おススメします」

なるほど、**毛穴のつまりを除くことで、体内の脂がさっさと外に排出される環境が整います。**

揚げ物を食べずに、運動をする。まるでダイエットの教科書のようですが、加齢臭撃退法は、肥満克服法と重なるということがよくわかりました。

まとめ

揚げ物を食べるのは「酸化した脂」を食べるようなもの。揚げ物の量を減らしつつ、運動などで汗を流すのがベスト。

point 37

3Dになった加齢臭研究の最前線

加齢臭という言葉が生まれたのは１９９９年のことです。

これは、資生堂の「ノネナール」に関する研究によるものでした。

それから18年たった２０１７年。

加齢臭の抑制に関する新しい研究成果が発表されました。資生堂の研究機関であるグローバルイノベーションセンターのものです。

「コエンザイムＱ10《キューテン》摂取が高齢女性の皮膚ガス中の加齢臭成分ノネナールに与える影響」（２０１７年3月　日本補完代替医療学会誌第14巻第1号掲載）

これは「コエンザイムＱ10」のサプリメントをとることで、体の中から出される加齢臭の成分「ノネナール」の量が少なくなる、といった内容。

え？　ちょっと待って。と思わず口に出ました。

加齢臭は、人間の体から分泌された脂質が、皮膚の表面で酸化することで発生するニオイだったはずです。

ところが、この研究では、体の中で生まれたノネナールが、汗の出る穴などから出てくる、というところに注目をしています。

脂質の酸化が、皮膚の表面だけではなく、体の中でも起こっていて、加齢臭の成分が汗腺《かんせん》から出ている。というのだから驚きました。

加齢臭研究が、皮膚の表面から体の中に向かって、ぐぐぐっと分け入ったわけで、いままで「面」でやっていた研究が、深さをもった。

加齢臭の研究が「２Ｄ」から「３Ｄ」になった、画期的な瞬間です。

神奈川県・新横浜にある資生堂リサーチセンターに行き、研究を行った勝山雅子さんに話を聞いてみました。

「皮膚ガスというものが人間の皮膚から出ています。今回の研究は、この皮膚から出るガスに、どのようなものが入っているのかを調べるところから始まりました」
（勝山さん）

体の中で作られて、皮膚の表面から出るガス。

どういう仕組みなのでしょうか。

「汗腺《せん》をぐるぐると取り囲むような毛細血管を通じて、体外に出てくるものが皮膚ガスです。体臭の強い原因となるアポクリン腺だけではなく、ニオイのない汗をかくエクリン腺を通じてもこの皮膚ガスは出てきます」

えっ。エクリン腺は、クサくない汗を出す場所で、体臭的には問題のない場所だと思っていました。

そういえば「ミドル脂臭《ししゅう》」の話の中で、エクリン腺から出る汗に含まれる乳酸が、ニオイの元になるということがありました（50ページ）。さらに「皮膚ガス」が発生する場所としてもエクリン腺の名前が出てきたのです。

ワキの下や背中、後頭部などがいままでの加齢臭の注意ポイントでした。ところが手のひらや甲などからも、実際はニオイが出ている。これは要注意です。

勝山さんのお話をうかがって、学びのポイントは、ふたつありました。

①脂質の酸化というのは皮膚の表面だけではなくて、体の内部でも起きる。

②血液の中のあるものは、毛細血管を通じて体の外に出る。

「体に取り込まれた脂質は、体の中で酸化物質に出合うことで、加齢臭の元となるノネナールなどに変化しています。反応が起きる場所については、この研究では明らかにしていませんが、小腸から取り込まれた脂質は、血管や、内臓で酸化の脅威にさらされます」（勝山さん）

そうして、脂質が酸化することで発生したノネナールは、毛細血管の中から汗腺にしみ出て、揮発《きはつ》してガスとなって放出されるということです。

もちろん、皮膚ガスの中のノネナールの割合はほんの一部です。人間の体の中では、アンモニアや、アセトアルデヒド（アルコールが分解して作られる悪臭物質）、などいろいろなものが作られ、そうしたものが皮膚ガスとして出てくるわけです。

研究の中で、皮膚から採取した成分を分析していて、ノネナールの量に着目したのは、やはり資生堂という会社の研究だからかもしれません。

そして、この皮膚ガス中のノネナールを減らすために、代表的な抗酸化物質、コエンザイムQ10をとってみたらどうなるか。人間の体で実験をしてみたわけです。

まとめ

体の中でも脂質は酸化して、ニオイとなって皮膚から放出される。

point 38

加齢臭が29%減少した「還元型コエンザイムQ10」

コエンザイムQ10を経口投与して、ノネナールの量を測る試験の対象となったのは65歳から74歳の女性24人でした。

皮膚ガス採取は、左手の手首から先に樹脂製の透明袋をすっぽりかぶせ行なわれたそうです。

ここで「?」が浮かびます。

2000年に公開されている資生堂のノネナールについての論文では、就寝時のみ3日間着用した綿シャツから成分を採取していました。

ところが、今回は手首から先の部分という、体臭があまりにおわない場所からわざわざガスを採取しているのです。これはどうしてでしょう。

「皮脂が出やすい場所でガスの採取をすると、皮膚表面で発生したノネナールなども一緒に取り込んでしまいます」

と、勝山さんは言います。

「手首から先は皮脂が比較的出にくい場所なので、体の中で発生したノネナールだけを採取できるわけです」

なるほど。純粋に皮膚ガスを採取するためには、その部位で余計なガスが発生していては困ります。

研究の結果としてわかったことは「コエンザイムQ10を一日100mg、4週間とると、体から出るノネナールの量が減少する」ということです。

具体的には「酸化型コエンザイムQ10」なら23%、「還元《かんげん》型コエンザイムQ10」なら29%、ノネナールの量が減少したのです。

実際に採取した皮膚ガスのニオイをかいでみた勝山さんは「加齢臭が強めの方がいらっしゃいましたが、コエンザイムQ10を4週間摂取したあとでは、加齢臭が弱くなったことが感じ取れました」と言っています。

コエンザイムQ10による加齢臭「ノネナール抑制効果」

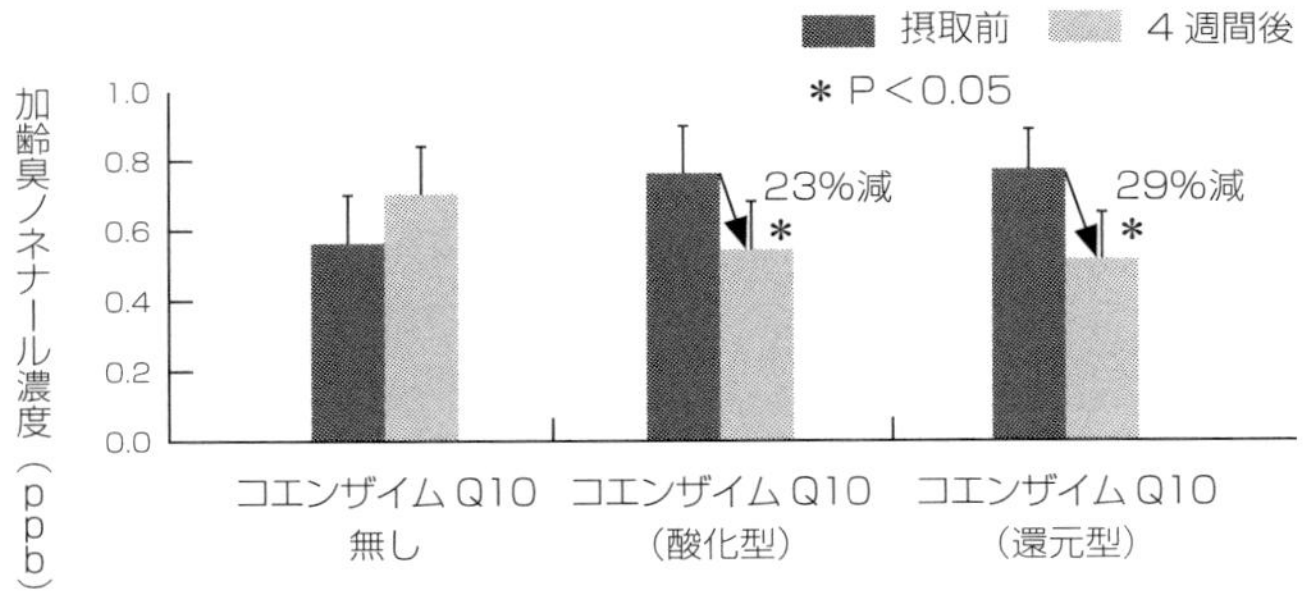

65歳～74歳の女性を6名ずつグループに分け、コエンザイムQ10無しのカプセル、酸化型コエンザイムQ10を100mg含むカプセル、還元型コエンザイムQ10を100mg含むカプセルのいずれかを毎日摂取した。4週間後、無香料石鹸で洗浄した手を袋に20分間入れて摂取したガス中のノネナールをGC／MS*にて測定した。（日本補完代替医療学会誌 第14巻第1号 2017年）
*GC／MS：ガスクロマトグラフ質量分析計

ノネナールを減らす「コエンザイムQ10」とは、何でしょう。

「1957年に発見された有機化合物です。細胞の中のミトコンドリアが働くために必要不可欠な物質で、その役割はミトコンドリアの活性を助けるほか、強力な抗酸化作用があるとされています」（勝山さん）

「コエンザイムQ10」は、サプリメントとして、ドラッグストアなどでよく見られます。細胞の働きを活性化するだけでなく、体の中の酸化を防ぐということで注目をされています。

じつは、筆者も2017年に入ってから、コエンザイムQ10を購入して飲んでいました。

コエンザイムQ10には「酸化型」と「還元型」がありますが、体の中でも作り出されて、酸化物質を取り込むことで「還元型」から「酸化型」に変化します。そしてまた「還元型」になることで、抗酸化の力をもつようです。

若いうちは体の中で還元型コエンザイムQ10が作られていますが、年齢を重ねることで、コエンザイムQ10を体の中で作る能力が衰えてきます。また、一度酸化してしまったコエンザイムQ10を「還元型」に戻す能力も、年齢を重ねるにつれて弱くなってしまいます。

ですので、筆者は還元型のコエンザイムQ10を毎日100㎎とるようにして、酸化から

皮膚から出る加齢臭を減少させる
「コエンザイム Q10」

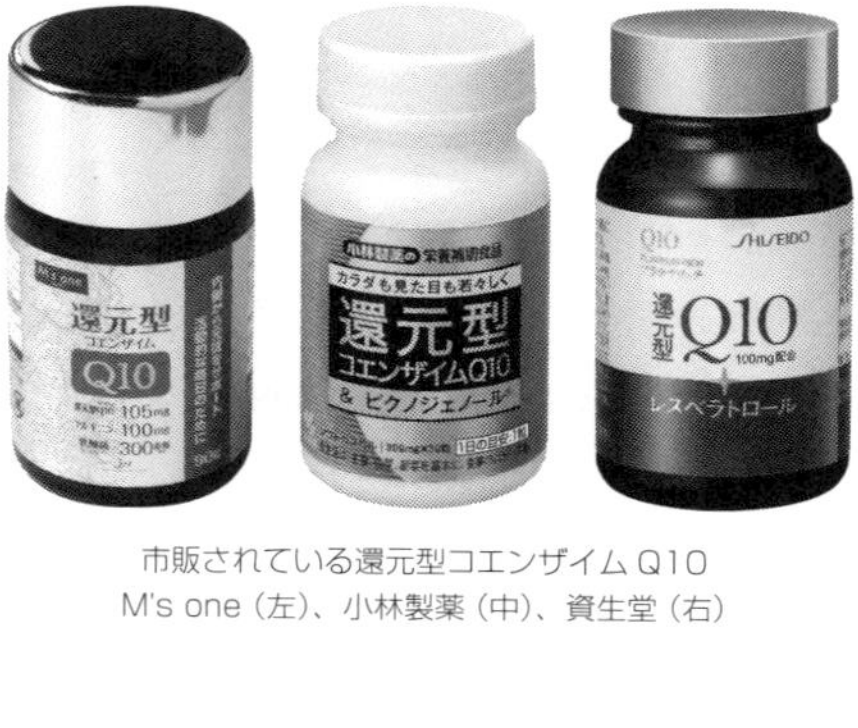

市販されている還元型コエンザイム Q10
M's one（左）、小林製薬（中）、資生堂（右）

くる体の老化を抑えようとしていたわけです。

今回の取材で、加齢臭抑制効果もあるということがわかったわけですから、これは続けないといけないな、と思っています。

まとめ

サプリメントで、体の中からニオイを防ごう。

第5章

加齢臭が消える「洗剤」&「洗濯法」

point 39

注意すべき「冬の加齢臭」

横浜の資生堂の研究所で、土師《はぜ》さんに話を聞いたのは夏の盛りのことでした。暑い夏は、加齢臭もさぞかしきついだろう、と思って質問をしてみました。ところが、驚くべき返事が来たのです。

「いや、加齢臭には夏場も冬場もないんです。逆に冬場が危険かもしれません」

ええ？　どうしてでしょう。寒い冬場は、体臭なども気にならないはずです。夏場は汗もだらだら出るし、体臭については危険な時期のはずですが。

「確かに、冬よりは夏のほうが条件は悪いのですが、実際はそのとおりにはならないようです」

土師さんの説明をまとめると、以下のようになります。

①夏場は、汗をかくのを誰でも気にするので、シャワーをよく浴びる。風呂にもきちんと入る。しかもマメに着替える。ケアが行き届く。
②冬場はその逆で、風呂に入る頻度《ひんど》が減る。体臭を気にしなくなる。着替えの頻度も減ってしまう。
③冬場はさらに、汗くささがなくなる分、ベースにある加齢臭がストレートに出てきやすい。汗は減っても、じつは皮脂の分泌は減っていない。

さらに「恐ろしいのが、コートなどの衣服に移った加齢臭です」と土師さんは言います。

薄手の下着やワイシャツなどだけではなく、**厚手でしっかりした生地のコートやジャケットなどにも加齢臭は移ります。**しかも、厚手のものは、洗濯やクリーニングの機会が少ないこともあって、ニオイは繊維の奥までしみ込むように入り込むのです。

これ、衣服が冷えているときはあまり気になりません。気温が低いと、ニオイは立ちにくくなるからです。ところが、人間が着たり、温かい部屋に入ることで、ニオイ物質は発散しやすくなります。そうして、加齢臭をふりまく。

冬場も夏場のようにきちんと体を洗い、衣服をまめにクリーニングや洗濯をしなければいけないのです。

まとめ

冬場は、汗の分泌は減っても、皮脂の分泌は減っていない。加齢臭がしみ込みやすい厚手のコートやジャケットには要注意。

point 40

「衣服のニオイ」が消える洗濯法

海外旅行で買った、お気に入りの黒のポロシャツがあります。お気に入りなので、夏場はいつも着ていました。ところが、家族は顔をしかめてこう言います。

「ぞうきんくさいんだけど。そろそろ捨ててしまいましょう」

確かに、洗い上がりのニオイをかいでみると、脂くささなどは取れているのですが、ぞうきんのようなニオイがしています。超お気に入りだけに、さすがに捨てられては困ります。

「頼むから、もう一回洗ってみてよ」

お願いして再度洗濯をしてもらいました。２度の洗濯で、すこしはましになったようでした。さっそく着て外出しました。

ところが、です。体になじんで、体温が移ってポロシャツが温まると、ぞうきんくささが立ち上ってくるのが自分でもわかりました。

着ている本人がニオイを感じるというのは、並大抵のくささではありません。夏場は着替えをもって歩いていますので、さっそく着替えて事なきを得ました。

衣服単体では「ぞうきんくささ」でも、着ている人から立ち上ってくるとなると、事情が違います。汗くささとも違う悪臭ですから、加齢臭と受け取られてしまいます。**加齢臭と思われているニオイの原因の一部に衣服臭があるのは間違いありません。**

そこで、考えたのです。これは、**洗濯のやり方に問題がある**のではないか、と。

わが家では、液体洗剤を使って衣料の洗濯をしています。また、羊毛などのセーターを洗うときには、エマールなどのデリケート洗いの液体洗剤を使います。

洗濯機まわりには、さまざまな洗剤や柔軟剤、漂白剤などのボトルがあります。それぞれの用途について読者の方々はご存じの方も多いでしょうが、おさらいの意味で以下説明しておきましょう。

①洗濯用合成洗剤

１９５０年代の電機洗濯機の普及と一緒に「洗濯セッケン」の代わりとして生まれました。この当時は粉状でした。当初は大きな箱でしたが、どんどん小さくなり、最近では液体になり、ボトルも小さくなりました。

注目されているのは「すすぎ1回」ＯＫの商品です。**「ウルトラアタックＮｅｏ」（花王）、「トップ スーパー ＮＡＮＯＸ」（ライオン）**などがあります。パンツやシャツなどの通常の洗濯なら、これがあれば大丈夫です。

②ドライコース洗濯用中性合成洗剤

ドライクリーニングの指示がある衣料や、おしゃれ着などを、自宅で洗うための洗剤です。手洗いでも使いますが、最近の洗濯機の多くには「ドライコース」というゆっくりとやさしく洗うコースがあります。この場合にはこの洗剤が指定されています。洗浄力は通常の洗剤よりも劣《おと》りますが、洗濯中、生地の中で毛糸同士がこすれることで起きる「縮み」を、摩擦《まさつ》を減らすことで防ぐような性質があります。**「エマール」（花王）**や**「アクロン」（ライオン）**があります。

③柔軟剤

柔軟剤自体には脂汚れなどの洗浄力はありません。洗濯物の仕上げをふんわりと柔らかくしてくれるのが目的です。また、多くの商品は香りをつけてくれます。界《かい》面《めん》活性剤が主成分で、繊維同士の摩擦を減らしてくれるので、全体的にふんわりとした仕上がりになります。洗髪の最終段階に使う「リンス」と同じです。

洗剤とは混じらないように、すすぎの最終段階で投入しますが、全自動洗濯機には柔軟剤の投入口があり、ここには洗濯の開始時点で投入できます。**「レノア」（P&G）、「ハミング」（花王）、「ソフラン」（ライオン）**などがあります。

④漂白剤

漂白剤自体にも、脂汚れなどの洗浄力はありません。塩素系漂白剤と、酸素系漂白剤のふたつがあります。塩素系は台所で除菌に使われる「キッチンハイター」（花王）が有名です。衣料の塩素系漂白剤「ハイター」は白地のものにしか使えません。洗濯に使いやすいのは酸素系漂白剤です。これには顆粒《かりゅう》のものと液体のものがあります。**「手間なしブライト」（ライオン）**や**「ワイドハイター」（花王）**などがあります。

さて、わが家の洗濯では①、またはウールのセーターなどの場合は②を使い、①の洗濯のときに③の柔軟剤を併用していました。そうです、④の漂白剤はまったく使っていませんでした。

近所のホームセンターの洗剤売場を30分ほどうろうろして、結局購入したのは、**花王の「ワイドハイターEXパワー」**です。

酸素系の「衣料用漂白剤」というカテゴリーの商品ですが、**除菌の効果**もあるとのこと。心強いことに「洗剤だけでは落ちないニオイの元までディープクレンジング！」とボトルにデカデカと書いてあるのです。

酸素系の漂白剤というのは、「過炭酸ナトリウム」を使って漂白と除菌を行なうものです。キズの消毒に使う過酸化水素（オキシドール）と炭酸ナトリウムがその成分で、色の付いた洗濯物を洗っても、色落ちしないのが特徴です。

この「ワイドハイター」を使って、洗濯の前につけおき洗いをしようと思ったのですが、よく見ると「洗濯用洗剤と一緒に洗濯機に入れて使う」とも書いてあります。何のことはない、**洗濯をするときに洗剤と一緒に液体の漂白剤を投入するだけ**です。

ちなみに、酸素系漂白剤と一緒に使って効果の高まる洗濯用洗剤は、弱アルカリ～中性の洗剤です。①のカテゴリーのほとんどが、この性質をもっています。

この簡単すぎる方法を採用、ポロシャツを洗濯してみました。

もう、びっくり仰天です。

完璧にぞうきんくささは消えて、新品の香りを取り戻しました。最初に考えていた「つけおき洗い」の必要性もありませんでした。なんでもっと早くこのやり方にしなかったのか。

体のニオイと同じで、洗ったつもりになっても、ポイントを外した洗い方をしているのでは、洗っていないのと同じということなのです。

筆者のポロシャツの洗い方がまさにそうでした。ぞうきんくささに対しては、①の洗剤だけを使っていては、洗わないのと同じだったということです。

ともあれ、過炭酸ナトリウムにバンザイです。

まとめ

衣服のニオイの除去には、「洗濯用合成洗剤＋酸素系漂白剤」が確実で超かんたん。

point 41

加齢臭が消える「クリーニング術」

ここで、ひとつ重大な問題が発生しました。

「冬場のコートなど、自宅で簡単に洗えない衣服にしみついた加齢臭を、どう落とすか」という問題です。

綿や麻、化学繊維などの多くの素材は、洗剤を使い、洗濯機で水洗いが可能です。

ところが、ウールやカシミアなど動物の毛を素材にした繊維は、事情が異なります。水に浸したり揉《も》んだりすることで、繊維同士が絡み合い、縮んでしまいます。そこにセッケンが加わると、毛の表面の組織が開き、余計に絡みやすくなります。

こういった素材は「ドライクリーニング」が必要といわれます。

ドライクリーニングとは、水の代わりに、石油やガソリンなどの仲間である「溶《よう》

剤《ざい》」を使って、脂汚れを溶かして洗濯をする方法です。**セッケンを使わないこのやり方なら、ウールの衣服も縮みません。

ただ、最近では「要ドライクリーニング」の衣服の多くが、**自宅で「水」＋「専用の洗剤」で洗える**ようになってきています（シルクや革製品などは不可）。

まずは、衣類のタグに注目してください。タグには、さまざまなマークがついています。ここを見ることで、その衣服の洗濯の方法がわかるわけです。

①自宅の洗濯機で通常に洗えるもの↓ 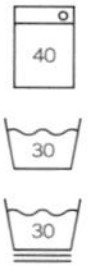 **など**

②「ドライコース」「ウール洗い」などの、極めてゆっくりやさしく洗浄する、デリケート洗いのコースが付いている洗濯機（もしくは手洗い）を使い、専用の「エマール」や「アクロン」などの洗剤で洗えるもの↓  **など**

③クリーニング店に出して、ドライクリーニングで洗うもの↓ 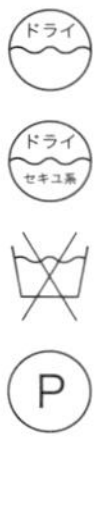

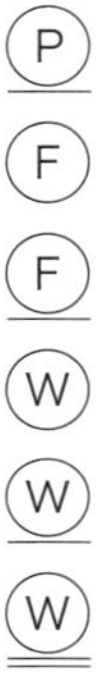

ざっと、この3つのパターンに分けることができます。

ただ、最近の洗濯機と洗剤の能力は上がっており、ドライマーク（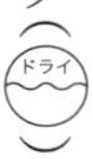）やⓅマークが表示してある衣服でも、自宅で洗濯可能なものが出てきています。服にある洗い

方の説明や、洗剤の説明をよく読んで判断する必要があります。

さて、家庭で洗ってもニオイが取れない場合は、クリーニング店に頼みましょう。

家庭で洗うときは、専用の洗剤と水で、やさしく洗います。クリーニング店では、おもに溶剤で洗います。

このふたつの洗い方には、根本的な違いがあります。

「水」を使う場合は、汗汚れが落ちやすく、脂汚れは落ちにくい。

「溶剤」を使う場合は、汗汚れが落ちにくく、脂汚れはよく落ちる。

水洗いしてもニオイが消えない場合には「ニオイが落ちない」といって、クリーニング店に出してみてください。

「水で落ちないニオイ」を溶剤で落とすことで、残っていた脂汚れを強力に落とすことができます。また、色落ちしやすくて漂白剤が使いにくい衣料でも、うまく漂白剤を使ってニオイを除去してくれます。

ちなみに、ライオンの研究所で「30代の男性のニオイ」を分析するテストのときには、Tシャツを使いましたが（35ページ）、このさいにテスト用のシャツはあらかじめ余計なニオイがいっさい付かないように、水と洗剤で洗濯したあとに、溶剤を使って徹底洗浄をしたそうです。

さらに③の衣料でも、クリーニング店ではドライクリーニング以外に、「水洗い」をしてくれるサービスもあります。ドライクリーニングではなかなか取れない汗汚れを取り去るサービスです。「汗抜き」「ウエットクリーニング」などの名前があります。いずれにしても衣料が縮まないように、色落ちしないようにプロが細心の注意をしながら洗います。

クリーニング店は、それぞれの衣料の素材、染め方を見ながら、**汚れを落とすのか、ニオイを落とすのか**といった目的によって洗濯のやり方を変えています。依頼のときには「ニオイを落としたい」というような明確な指示をしてください。

まとめ

家庭で洗ってもニオイが取れない場合は、クリーニング店で「ニオイを落としてください」と頼んでみよう。

point 42

空気でニオイを消す「洗濯機」

技術の進歩により、家庭用の洗濯機はさまざまな進化をしましたが、ついには水も溶剤も使わない洗濯機能が登場しています。

「**オゾン**」という気体があります。酸素原子は通常はふたつがくっついて「O_2」、つまり酸素になっています。これが３つくっついてできたもので「O_3」、つまりオゾンとなります。

とても酸化力が強い気体なので、ウイルスや菌ともくっつくことで、酸化して無力にさせてしまいます。その結果、ニオイを強力に消してしまいます。ちなみにオゾンには毒性があります。

このオゾンを放出する機能をもった洗濯機は、三洋電機が２００６年に発売しました（その後アクアが販売していました）。洗濯槽を閉め切って、その中に高濃度のオゾンを放出。気体により菌を除去してニオイを取る「エアウォッシュα」という洗濯方法です。

この技術は、その後、水を使わない機能特化型洗濯機、衣類エアウォッシャー「ラクーン」という製品に引きつがれています。

このやり方なら、革製品でもコートでも、エアウォッシャーの中に入るものならニオイを取れるわけです。毒性のあるオゾンは、本体内でのみ放出され、残ったものは分解される仕組みになっています。

水洗いせずにニオイを取る機能は、パナソニックが「ナノイー」、シャープが「**プラズマクラスター**」、東芝が「**ピコイオン除菌**」と、洗濯機を作っている日本のメーカーの多くが、高級機種に搭載しています（ちなみに「ドライコース」などの洗濯をやさしく行なう機能は、現行のほぼ全商品に備わっています）。

パナソニックとシャープ、東芝のイオン方式は、酸化して分解する力の強い「OHラジカル」がウイルスや菌に付着することで、水素原子を取り去り不活性化させるという仕組みです。

こういった機能は、最初はドラム式洗濯機（側面から出し入れをする洗濯機）に付けられていましたが、シャープは２０１１年9月に、縦型洗濯機（上面から出し入れをする洗濯機）の中で、専用ハンガーにかけたまま水を使わず除菌・消臭する「**プラズマクラスター・ハンガー消臭**」機能を搭載した商品を発売しています。シャープ得意の高濃度プラズマクラスターイオンを、狭い洗濯機の中に放出してニオイを取るという仕組みです。

気体によりニオイを取る仕組みは、厚手の衣料の場合にはなかなか中まで浸透しにくい、という欠点があります。しかし、ひんぱんに家庭で消臭が行なえるなら、こういった機能も便利ではないでしょうか。

また、大手のクリーニング会社や、皮革製品専門のクリーニング会社などでは、業務用機器を使い強力なオゾン脱臭を行なうところも少なくありません。大きな乾燥ルームの中を、蛇行《だこう》するレールに沿って、ハンガーにかかった衣料や靴がゆっくり、ゆっくりと移動していきます。その間に、オゾン発生装置でオゾンを噴《ふ》きつける、というようなやり方を筆者は見たことがあります。

洗濯機を買い替えるよりも、こうした専門業者にニオイ取りを依頼するほうが、場合によっては経済的かもしれません。

まとめ

水洗いではなく「オゾン」の力でニオイを消す洗濯機がある。

第6章

「他人のニオイ」の対処法

point 43

職場におう人がいたら、どうすべきか？

この本は、加齢臭で悩む人だけでなく、加齢臭の人や体臭の強い人が周囲にいて困っている人にも読んでいただきたいと思っています。

筆者の知人で、大変に勇気のある人がいます。販売の現場に勤務している知人は、ある人の制服が大変にくさいことに気づいていました。周りの人も「あの人の服がくさい」とウワサをしていました。

ここまでは、よくある話です。誰もその人に注意ができず、その人はくさいままで、周りの人は我慢してやり過ごす。ところが「これではいけない」と知人は思ったのです。本人に直接注意をするか。本人の上司に言って、注意をしてもらうか。

知人の取った行動は、どちらでもありませんでした。

職場の全員が集まっている会合のときに、手を挙げました。

「ちょっと、全員で考えたいことがあるので、聞いていただきたいのです」

そう言って、語りはじめました。

「残念ですが、制服がにおう人が私たちの中にいます」

「終業後にロッカーに制服を入れて、そのままの人は多いのですが、人によって体質が違うのでニオイが発生してしまう人、しない人がいます」

「自分も気をつけ、ニオイの出る前に洗濯に出すようにします。お互いにそういうことのないように気をつけましょう」

短い話でしたが、大きな拍手が起きたそうです。何人かは、自分の制服のニオイをかいで「オレってくさいのかな」「大丈夫かな」と気にする人もいました。で、結果はどうだったのか。

「問題の人のニオイも、見事になくなったんです。話をして本当によかったと思いました」

晴れやかに知人は語っていました。特定の人を傷つけることなしに、ニオイの問題が解決したわけです。これはたまたま制服の話ですが、加齢臭の強い人、ワキガの強い人に置き換えたときに応用できるエピソードではないでしょうか。

もちろん、実行するには相当な勇気が必要です。ポイントは、個人にメッセージを向けるのではなく、組織全体で注意を促すということです。

まとめ

クサイ人本人に指摘するのではなく、職場全体でニオイ対策を行なおう。

point 44

社員ひとりの体臭のために企業まるごとレクチャー

仕事場に、ニオイの強い人がいた場合の、新たな対処法があります。

マンダムでは企業向けに「においケアセミナー」を２０１４年から行っています。

30人以上を対象に、１時間程度、ニオイとその対処について教えてくれます。

このセミナー、なんと講師2名の交通費だけでやってくれます。場所によっては無料になります。「ウェブサイトからお申し込みフォームがありますので、ぜひ」とマンダム広報・下川麻友さんは言っています。実は下川さんも講師のひとりです。

「オフィスにひとり、体臭で問題の方がいらっしゃって、その方の問題をなんとかしたいために、セミナーに申し込まれる、という例もあります」

たったひとりの体臭に、何年も悩まされているオフィスも多いようです。

そのひとりの人に、なかなか注意できない。

ニオイはちっとも消えないで、そのまま何年もたっている。

そんな経験のあるオフィスの方は、ぜひ一度相談してみては、いかがでしょうか。

それにしても、こうした大勢を対象にしたセミナーが、個人に対してちゃんと効果を発揮できるのでしょうか。

「営業職などで、お客様から体臭クレームが社長に来ているのに、本人に言えないという例もありました。ニオイが原因のクレームで取引に影響が出ていたりしたそうですが、セミナーの結果改善の手応えを感じていただけました」（下川さん）

ニオイ問題を解決するアプローチにはふたつあると下川さんは言います。
①家庭でのアプローチ
②社会でのアプローチ
家庭でチェックができる場合は、社会で解決をする必要はありません。

「あなた後頭部がクサイから、洗い方を変えてみたらどう」

「キミは脇の下から強いニオイがする」

こうして、家族同士で指摘をすれば、解決するはずです。

家庭でニオイのチェックができない場合、社会的に解決をする必要が出てきます。

ところが、社会の側にニオイをチェックする仕組みがない。

そんな場合に、ニオイセミナーを受講することで、解決を図るわけです。

ニオイは「個でなく集団に指摘する」これが大切なのです。

まとめ

ニオイ発生源は個人でも、対策は組織全体で。オフィスで体臭のセミナーを受けよう。

point 45

他人に「クサイ」と言う技術

筆者の周囲には「あなたクサイよ」と、面と向かって言ってくれる人が数人います。

自身もニオイの悩みを抱えていたライターのKさんが、「ぼくも同じなんですが、奈良さんもにおいますよ」と言ってくれた話はすでに紹介しました。中学生時代の同級生H君の場合は、中学生だからこその直截《ちょくさい》さがありました。

「おー、なんか奈良はオジサンのニオイがするぞー」

こう言って他人のワキガのニオイをネタにする。これは子供時代ならではの攻撃ですから、人間関係にはさほどキズがつかない。

「おいおい、オレちょっと、最近老人くさくなってないかな」

こんな質問をもしできるとしたら、これは昔なじみならでは。率直に本音を言い合える友人を、社会に出てから探すのはなかなか難しいので、こういう友人は大切にしたいものです。

以前の勤務先の尊敬すべき上司も、仲のいい同僚も、他人にクサイと言っても嫌みにならない率直さがありました。

「キミのシャツ、汗くさいな」

「奈良さん、お昼ニンニク食べたでしょ。息がにおうわよ」

こういうシチュエーションで大切なのは「言葉をためこまない」ことです。

「ずーっと我慢していたんだけど、キミ5年前からクサイな」

こんなことを言われたら、ダメージは計り知れません。

あっ、クサイな。そう思った瞬間に

「キミの服から、ちょっと変なニオイがするけど」

こう言えればいいのです。

もうひとつ、ポイントがあります。**「あなたがクサイ」と言うよりは「(あなたの)シャツがにおう」と言うほうがいいでしょう。**人間そのものがクサイのではなく、その人の着ている服がクサイというわけです。

パンチを軽くした上に、急所をちょっとだけ外す。それが極意です。そのかわり、パンチを出す手はできるだけ速くしましょう。

まとめ

他人にニオイを感じたら、軽いテンションでサクッと伝えよう。「服がにおうよ」と言うのもポイント。

Last point

「クサイ」は、愛情のあらわれだ

この本の最後に、結論をもうひとつ言いましょう。

他人に「クサイ」と言う原動力は、愛情です。

たとえば「あなた、腐ったようなニオイが口からするわよ」と言うような家族ですが、知人の体臭に悩んでいたことがあります。

「クサイ人がいるんだよねー。私、ニオイに敏感だから困るんだよね」

そんなにクサイなら、さっさと筆者に言うように「あなたクサイわよ」と言えばいいのに。何で言わないのか。

「いやー、それで悩まれても困るし。そんなにかかわり合いをもちたくないしね」

つまりは、愛情が弱ければ「クサイ」とは言わないわけです。ニオイの指摘をしてくれる友人が貴重なのは、「愛情」をもって指摘してくれるからでしょう。

では、そういうことを言ってくれる人が周囲にいない場合は、どうしたらいいのでしょうか。徹底的に歯を磨き、歯槽膿漏《しそうのうろう》の治療をして、毎朝お風呂に入り、ポリフェノール入りのセッケンで体を洗い、保湿して、ワキの下にはパウダースプレーをぬかりなく噴きつける。そういう対策を万全にするのがいいのでしょうか。

おそらくは、正解はそれではありません。

急がば回れ。ニオイの対策をしながら、ニオイをチェックしてくれる友人を見つけましょう。それが異性の友達なら、かなり人間関係は深くなります。

「うちはもう結婚しているけど、ニオイのことなんて言ってくれない」

そういう人も多いかもしれません。それなら、そういうことを言い合える夫婦になりましょう。

担当編集のSさん（現在独身）が言います。

「友人や恋人に『自分ってクサイ?』と思い切って聞いてみるのがいちばんな気がします。そうすれば、何らかの返事があるはずですし、そこからニオイについて語り合える関係が作れるのではないでしょうか」

まさに、Sさんの言うとおりです。
ニオイの話ができる人間関係は、相当に深い。
ニオイの悩みを解決するのは、人間関係の深さなのです。

まとめ

「ぼく、クサイかな?」「あなた、クサイわよ」は、深い絆《きずな》のあかし。ニオイについて語り合える相手を見つけ、大事にしよう。

著者略歴――――
奈良巧　なら・たくみ
1958年生まれ。早稲田大学卒業後、出版社に勤務。50歳で退職後、株式会社奈良巧事務所を設立。現在は、週刊誌、月刊誌等のフリー記者・編集者・カメラマンとして活動。得意テーマは、加齢臭、アンチエイジング、現代栄養学とサプリメント、コンビニ・ファミレス・外食文化と健康について。著書に『加齢臭読本』（草思社）、企画・構成に『麺屋武蔵 ビジネス五輪書』（学研プラス）など。

におわない人の習慣
最新版 加齢臭読本

2017年7月19日　第1刷発行

著　者　奈良　巧
デザイン　寄藤文平＋吉田考宏（文平銀座）
イラスト　鈴木順幸
発行者　藤田　博
発行所　株式会社 草思社
〒160-0022　東京都新宿区新宿5-3-15
電話　営業 03(4580)7676　編集 03(4580)7680
振替　00170-9-23552

DTP　鈴木知哉
印刷所　中央精版印刷株式会社
製本所　株式会社坂田製本

ISBN978-4-7942-2289-3 Printed in Japan　検印省略

造本には十分注意しておりますが、万一、乱丁、落丁、印刷不良などがございましたら、ご面倒ですが、小社営業部宛にお送りください。送料小社負担にてお取替えさせていただきます。